Frank B. Minirth / Paul D. Meier

Endlich wieder Freude am Leben

Ursachen, Symptome und Heilung von Depressionen

Frank B. Minirth / Paul D. Meier

Endlich wieder Freude am Leben

Ursachen, Symptome und Heilung von Depressionen

Schulte & Gerth

Die amerikanische Originalausgabe erschien im Verlag
Baker Book House, Grand Rapids, Michigan 49506,
unter dem Titel „Happiness Is a Choice“.

Aus dem Amerikanischen übersetzt von Christian Rendel

Die Bibelstellen wurden – wenn nicht anders angegeben – zitiert nach der Übersetzung Martin Luthers, Deutsche Bibelgesellschaft, Stuttgart 1984.

Best.-Nr. 15 133
ISBN 3-89437-133-1
1. Auflage 1990
Umschlaggestaltung: Ursula Stephan
Umschlagfoto: ZEFA
Satz: Jung Satz Centrum, Lahnau
Druck und Verarbeitung: Ebner Ulm
Printed in Germany

Für unsere Frauen
Mary Alice Minirth
und
Jan Meier,
die uns dabei helfen,
das Glück zu wählen,
und für
unsere Eltern,
die uns mit Liebe, Disziplin
und christlichen Grundsätzen
erzogen haben

Inhalt

Vorwort

Ich erinnere mich oft an einen Kollegen, einen fähigen und bekannten Psychiater, der mir seine Tochter zur Behandlung anvertraute, nachdem sie einen Selbstmordversuch unternommen hatte. In einem Brief schrieb mir der Kollege, er selbst sei zwar kein Christ, aber seine Tochter sei gläubig, und er ginge davon aus, ein Christ wie ich sei eher befähigt, ihr in ihren Schwierigkeiten zu helfen.

Mein Kollege war ein viel größerer Experte als ich, da ich nur ein einfacher Allgemeinmediziner bin. In gewisser Weise war das also eine Art Glaubensakt in bezug auf den Glauben. Selbst ein nichtgläubiger Arzt kann also zu der Auffassung gelangen, daß der Glaube bei der Heilung eine Rolle spielt.

Wie kommt es, daß unter den engagiertesten Christen so viele Menschen sind, die unter Depressionen leiden? Und wie kommt es, daß ihr Glaube, der (wie mein Kollege meinte) einen Faktor bei ihrer Heilung darstellen könnte, ihren Fall oft eher noch komplizierter macht, weil sie sich selbst für ihre Depressionen tadeln, als ob diese mit einem Mangel an Glauben zu tun hätten?

Wie wir sehen, sind diese Wechselwirkungen zwischen dem geistlichen Leben und der seelischen Gesundheit subtil und vielschichtig. Sie müssen in ihrer ganzen Komplexität betrachtet werden. Dazu müssen wir die Bedeutung sowohl des religiösen Lebens als auch der pathologischen Erscheinungen, für die sich die Wissenschaft interessiert, beachten.

Zu oft besteht die Neigung, Glaube und Wissenschaft in Opposition zueinander zu setzen, anstatt sie miteinander zu verbinden. Die einen unterschätzen die Bedeutung des Glaubens für unser Wohlergehen, und die anderen unterschätzen die Rolle der Erkrankungen, die gläubige wie nichtgläubige Menschen gleichermaßen befallen können und über die uns die Wissenschaft Aufschluß gibt. Die Kranken wie die Gesunden brauchen Aufklärung über diese beiden Aspekte des Lebens.

Das Verdienst dieses Buches meiner beiden amerikanischen Kollegen ist es, daß sie diesen doppelten Aspekt des Lebens auf so ernsthafte und klare Weise behandeln, daß er jedem zugänglich wird. Dies ist ein Buch, das allen depressiven Menschen hilft, sich selbst besser zu verstehen und so zu ihrer eigenen Heilung beizutragen. Doch es wird auch den Gesunden helfen, die Depressiven besser zu verstehen, die sich so oft von den Gesunden mißverstanden und falsch beurteilt fühlen. Auch dies wird sich auf die Heilung der Depressiven positiv auswirken.

Wer immer dieses Buch liest, wird eine bessere Kenntnis der Gesetze des Lebens gewinnen, die göttlichen Ursprungs sind, so daß er sich diesen Gesetzen besser anpassen kann.

Denn was ist der Gegenstand der Wissenschaft, wenn nicht die Gesetze der Natur, die Gesetze, die der Schöpfer über seine Schöpfung gesetzt hat? Mit den Autoren dieses Buches hoffe ich, daß es jedem Leser gelingt, sowohl Gott als auch seiner eigenen Gesundheit näherzukommen.

Paul Tournier

Persönliche Gedanken

Entgegen allgemeiner Gepflogenheit möchte ich den Leser auf seine Reise durch dieses Buch einstimmen, indem ich über einige meiner persönlichsten Gedanken spreche. Während ich dies schreibe, sitze ich in aller Ruhe in einer Wartehalle des Flughafens Dallas/Fort Worth. Durch die Fenster sehe ich die großen Kumuluswolken sanft vorbeiziehen, während die Maschinen in einem mechanischen Rhythmus kommen und gehen. Ich verspüre eine innere Freude und Erregung. Ich fühle mich im Frieden mit Gott, im Frieden mit meiner Frau und meinen Kindern und im Frieden mit meinen Freunden, die mir so lieb sind. Und doch kommt, während ich mich in dieser Wartehalle umsehe und die Menschen um mich her analysiere (wie wir Psychiater es nun einmal nicht lassen können), noch ein anderes Gefühl hinzu. Auf der Suche nach einer Möglichkeit, es zu beschreiben, fällt mir das Wort *Angst* ein – ein Ausdruck, der bei deutschen Philosophen und Theologen derzeit Hochkonjunktur hat. *Angst* ist eine Art undefinierbare innere Besorgnis. Während ich mich in diesem Augenblick umschaue und über den Zustand meiner Mitmenschen nachdenke, empfinde ich *Angst.* In meiner psychiatrischen Praxis berate ich viele verschiedene Menschen; ich habe gelernt, ihre unterdrückten Ängste, Unsicherheiten und Aggressionen zu verstehen, die sich manchmal sogar hinter lächelnden Gesichtern verbergen. Ich verstehe sie und fühle mit ihnen. Ja, ich fühle nicht nur mit ihnen, ich empfinde einen tiefen Schmerz um sie. Ich möchte, daß sie die Dinge erfahren, die ich gelernt habe und die mir große persönliche Freude und inneren Frieden gebracht haben. Darum fühlen Dr. Frank Minirth und ich uns gedrängt, dieses Buch zu schreiben. Das, was wir gelernt haben, möchten wir Ihnen, liebe Leser, mitteilen, in der Hoffnung, daß Sie es Ihrerseits wieder an andere weitergeben werden, die Ihnen am Herzen liegen.

Vor vielen Jahren stieß ich auf eine sehr denkwürdige Aussage von Abraham Lincoln: „Die meisten Menschen sind ungefähr so glücklich, wie sie zu sein beschließen." Lincoln müßte es wissen. Er mußte in seinem Leben viele Bedrängnisse durchmachen – den Tod seiner Verlobten, verlorene Wahlen, den Bürgerkrieg und andere große Enttäuschungen. In einer gewissen Phase seines Lebens war er so deprimiert, daß er an Selbstmord dachte. Doch Lincoln beschloß, seine Depressionen zu überwinden. Er beschloß, glücklich zu sein, und erlangte in jenen letzten Jahren, bevor er der Kugel eines feindlich gesonnenen Mitmenschen zum Opfer fiel, innere Freude und Frieden.

Bevor Sie entscheiden, ob Sie Lincolns Aussage, „die meisten Menschen sind ungefähr so glücklich, wie sie zu sein beschließen" oder der Aussage der Autoren dieses Buches, man könne „das Glück wählen", zustimmen oder nicht, lassen Sie mich erklären, was wir mit diesem Titel meinen. Mein Kollege und ich haben zusammen sechsundzwanzig Jahre Hochschulausbildung hinter uns. Während dieser Zeit haben wir die Psychologie, die Physiologie, die Anatomie, die seelische und geistliche Verfassung des Menschen gründlich untersucht. Darüber hinaus haben wir an Hunderten von Patienten unsere psychotherapeutischen Fähigkeiten ausgeübt. Beide können wir aus tiefer innerer Überzeugung sagen, daß die Mehrzahl der Menschen *nicht* den inneren Frieden und die innere Freude haben, von denen ich gesprochen habe. Ebenso überzeugt sind wir davon, daß alle Menschen in der Lage sind, diese innere Freude und diesen inneren Frieden zu erfahren, wenn sie sie nur wählen und dem richtigen Weg folgen, um sie zu erlangen.

Für viele Laien ist es schwer zu begreifen, daß jemand Unglücklichsein dem Glücklichsein vorzieht, doch viele Menschen tun das aus Gründen, über die sie sich selbst nicht im klaren sind. Manche wählen das Unglücklichsein, um sich selbst für ihre Schuldgefühle zu bestrafen. Andere wählen es, um von ihren Ehepartnern und Freunden Mitleid zu erheischen. Weitere innere Motivationen, um in Depressionen zu verharren, werden wir in diesem Buch später noch analysieren.

Außerdem ist klarzustellen, daß nach unserer Überzeugung viele Menschen das Glück wählen und es dennoch *nicht* erlangen. Der Grund ist, daß sie zwar glücklich sein wollen, aber den inneren Frieden und die innere Freude an den falschen Stellen suchen. Sie suchen das Glück in materiellen Gütern und finden es nicht. Sie suchen die Freude in sexuellen Höchstleistungen und finden nichts als flüchtige Vergnügungen und bittere, lange währende Enttäuschungen. Sie suchen innere Erfüllung, indem sie sich Machtpositionen in ihrer Firma, in der Regierung oder auch in ihren Familien erkämpfen, doch sie bleiben unausgefüllt. In meine Praxis kommen millionenschwere Geschäftsleute und erzählen mir, sie hätten große Häuser, Jachten, Immobilien, nette Kinder, eine schöne Geliebte, eine ahnungslose Ehefrau, eine gesicherte Position in der Firma – und Selbstmordgedanken. Sie haben alles, was diese Welt zu bieten hat – außer innerem Frieden und innerer Freude. Der Weg in meine Praxis ist ihr letzter Ausweg, und sie bitten mich, ihnen dabei zu helfen, den Drang zum Selbstmord zu überwinden. Warum? Die Antworten sind nicht einfach. Der Verstand und die Gefühle des Menschen sind ein sehr kompliziertes, dynamisches System. In diesem Buch werden wir unser Bestes tun, um einige dieser komplexen Zusammenhänge in allgemein verständlicher Sprache zu erklären und Richtlinien anzubieten, damit Sie Schritt für Schritt dauerhaftes inneres Glück finden können – *wenn Sie es wählen.*

Inzwischen schwebe ich in einem großen Linienflugzeug 10 000 Meter über dem Erdboden und hoch über jenen riesigen

Kumuluswolken, die ich vor kurzem noch vorbeiziehen sah. Ich bin auf dem Weg nach Los Angeles, um auf einer Wochenendtagung für Ärzte zu sprechen. Man hat mich gebeten, das weiterzugeben, was ich über die Ursachen seelisch bedingter Schmerzen bei Ärzten weiß. Während des Fluges über die landschaftlich schönen Weststaaten zwischen Texas und Kalifornien empfinde ich *Angst* um diese Ärzte, die in Los Angeles auf mich warten. Ich denke nicht nur darüber nach, was ich ihnen auf dieser Tagung erzählen werde, sondern auch darüber, was ich den Lesern dieses Buches mitzuteilen habe. Was die letzteren betrifft, so sehe ich zwei Hauptaufgaben vor mir. Die größere davon ist (so unglaublich das auch scheinen mag) die, den Leser davon zu überzeugen, seine Depressionen aufzugeben und das Glück zu wählen. Für viele Menschen, die nicht begreifen, wie komplex und verdorben die menschliche Natur ist, mag das lächerlich klingen. Dennoch ist es wahr! Depressionen erfüllen viele unbewußte neurotische Bedürfnisse. Wenn ein Patient zu mir kommt und sagt, er sei seit vielen Jahren depressiv und habe nun genug davon, dann setzen wir uns gemeinsam hin und analysieren, welche Befriedigungen er sich unbewußt verschafft hat, indem er diese Jahre der Depression wählte. Die unbewußten Motive sind von Person zu Person verschieden, doch sie drehen sich immer wieder um das Gefühl des Zorns – des unterdrückten Zorns – und der Voreingenommenheit gegenüber sich selbst, gegenüber anderen und gegenüber Gott (darum wird es später in diesem Buch ausführlicher gehen). Nachdem wir analysiert haben, *warum* er depressiv ist, versuche ich meinen Patienten davon zu überzeugen, das Glück zu wählen.

Die zweite Aufgabe besteht darin, den Leser zu überzeugen, mit seinem Leben den *richtigen Weg* einzuschlagen, um innere Liebe, Glück und Frieden zu erlangen. Viele Menschen sind in bezug auf ihre Gewohnheiten völlig festgefahren. Selbst wenn ihnen ihre Eigenheiten zwanzig oder dreißig Jahre lang nichts eingebracht haben, klammern sie sich immer noch an ihre Verhaltensmuster aus der Kindheit. So erleben zum Beispiel viele Alkoholiker, die das Trinken aufgeben und zu verantwortlichen Familienvätern werden, die Überraschung, daß ihre klagenden und beherrschenden Ehefrauen sich daraufhin scheiden lassen und einen anderen Alkoholiker heiraten. Ich habe das wiederholt beobachtet! Wie die heutige Verhaltensforschung zeigt, arbeiten unsere Gehirne ganz ähnlich wie komplizierte Computer. Die meisten Menschen entscheiden sich dafür, die Verhaltensmuster fortzusetzen, die ihnen ihre Eltern in der frühen Kindheit zum Guten oder zum Schlechten in ihre Gehirne „einprogrammiert" haben. In einem früheren Buch (*Christian Child-Rearing and Personality Development,* Grand Rapids, Michigan: Baker, 1977) habe ich ausführlich meine Überzeugung dargelegt und dokumentiert, daß etwa fünfundachtzig Prozent unserer Verhaltensmuster und Einstellungen im Alter von sechs Jahren voll ausgeprägt sind. Damit sage ich *nicht,* daß wir für immer in diese kindlichen Verhaltensmuster eingesperrt seien und daß wir nichts dagegen tun könnten – doch die meisten Menschen *entscheiden sich aus Unwissenheit dafür,* darin eingesperrt zu bleiben. Danken wir Gott, daß er in uns einen menschlichen Willen hineingelegt hat. Als er uns nach seinem Bilde schuf, gab er uns den eigenen Willen – die Fähigkeit, zu wählen. Ohne die Kraft des Willens wären alle Bemühungen der Psychotherapie ebenso wertlos wie das Schreiben dieses Buches. Ich hoffe und bete, daß Sie – der Leser – Ihren von Gott gegebenen Willen nutzen werden, um sich neue, gesunde Einstellungen und Verhaltensmuster zu wählen. Mein Ziel ist, daß Sie glücklich werden. Doch ich habe nicht die geringste Möglichkeit, irgend jemanden außer mich selbst glücklich zu machen. Alles, was ich tun kann, ist, den Leser zu überzeugen, daß er das Glück wählen sollte, und ihn auf das hinzuweisen, was ich für den richtigen Weg halte, das Glück zu erlangen. Danach liegt es an ihm, seine Wahl zu treffen und diesem Weg zu folgen.

Dr. med. Paul D. Meier

Erster Teil: Was sind Depressionen?

1. Wer bekommt Depressionen?

Da sprach der Herr zu Kain: Warum ergrimmst du? Und warum senkst du deinen Blick? (1. Mose 4,6).

Eine junge Dame, die wir nie zuvor gesehen hatten, wartete in unserem Empfangszimmer. Sie wurde in eines unserer Büros gebeten und nach ihrem Problem gefragt. Sofort brach sie in Tränen aus und erzählte, wie deprimiert sie sei. Sie sagte, sie fühle sich niedergeschlagen, traurig, hoffnungslos und hilflos. Das Leben wäre nicht mehr lebenswert. Kurz, sie fühlte sich bedrängt und verzweifelt. Sie hatte darum gebeten, daß wir ihr helfen könnten, und ihre Stimme klang, als ob sie uns für ihre letzte Hoffnung hielte.

Diese junge Dame litt an einer der verbreitetsten Krankheiten unserer Zeit – an Depressionen. Als Psychiater erleben wir mehr Menschen, die an Depressionen leiden, als an allen anderen psychischen Problemen zusammen. Zur Zeit wird bei jedem zwanzigsten Amerikaner eine Depression ärztlich diagnostiziert.[1] Natürlich leiden noch viel mehr Menschen an Depressionen, ohne je Hilfe zu empfangen. Nach einer Schätzung sind in Amerika gegenwärtig zwanzig Millionen Menschen zwischen achtzehn und vierundsiebzig Jahren depressiv.[2] Depressionen sind das Hauptmotiv für Selbstmord; in der Tat werden etwa fünfzehn Prozent aller Menschen, die an schweren Depressionen leiden, schließlich Selbstmord begehen.[3] In der Liste der häufigsten Todesursachen nimmt heute in Amerika der

Selbstmord die zehnte Stelle ein, unter Studenten sogar die zweite.[4] Bei Frauen treten Depressionen doppelt so häufig auf wie bei Männern; in den sozial und wirtschaftlich höheren Schichten gibt es sie dreimal so häufig wie in den unteren Schichten.[5] Mit Geld kann man sich also ganz bestimmt kein Glück kaufen! Am häufigsten treten Depressionen im vierten und fünften Lebensjahrzehnt auf, können aber in jeder Zeit größerer Belastung von der Kindheit bis zum Alter auftreten.[6]

Depression ist ein allgemeiner Begriff. Laien verwenden ihn, um ein weites Spektrum von Verhaltensweisen zu beschreiben – angefangen von einer milden Stimmungsschwankung bis hin zu Psychosen. Wir alle lassen uns irgendwo in dieses Spektrum einordnen, und bis zu einem gewissen Grade ändert sich unser Standort zwischen Depression und Glücklichsein stündlich und täglich. Als Psychiater behandeln wir Menschen mit „klinischen Depressionen" – Menschen, die so depressiv sind, daß sie physiologische Symptome aufweisen.

Depressionen sind seit der Zeit Hiobs bis heute ein Thema gewesen. Die Symptome haben sich nicht verändert, seit sie zum ersten Mal aufgezeichnet wurden. Die Bibel berichtet über die depressiven Symptome solcher Männer wie Hiob, Mose, Elia, David und Jeremia. Im siebzehnten Jahrhundert schrieb Richard Burton ein klassisches Werk über Depressionen: *Die Anatomie der Melancholie.* In unserem Jahrhundert haben bekannte Autoren die Symptome der Depressionen detailliert beschrieben.[7] Viele der von ihnen geschilderten Symptome sind im nächsten Kapitel aufgelistet.

Wer bekommt Depressionen? Fast jeder bekommt sie irgendwann in seinem Leben! Wir möchten jedoch nachdrücklich betonen, daß das Leiden an den Folgen einer klinischen Depression eine völlig unnötige, völlig vermeidbare Erfahrung ist. Um sie jedoch zu vermeiden, muß man das Glück als Lebensweg wählen und den richtigen Weg beschreiten, um es zu erlangen.

2.
Die Symptome der Depressionen

Eine Depression ist eine verheerende Krankheit, die den ganzen Menschen betrifft – körperlich, seelisch und geistlich. Der seelische Schmerz einer Depression ist schlimmer als der körperliche Schmerz eines gebrochenen Beines. Die Schmerzen einer Depression treten jedoch viel allmählicher ein als die eines gebrochenen Beines. Viele Männer und Frauen leiden gegenwärtig an verschiedenen depressiven Symptomen, ohne auch nur zu bemerken, daß es sich um eine Depression handelt und nicht um eine rein körperliche Erkrankung. Die Symptome einer klinischen Depression lassen sich in fünf Hauptkategorien einteilen: Traurigkeit, schmerzhaft-negative Gedanken, körperliche Symptome, Unruhe, Wahnvorstellungen.[1]

Traurigkeit

Ein Hauptsymptom der Depressionen ist die Traurigkeit. Ein Mensch, der an Depressionen leidet, hat einen traurigen Gesichtsausdruck, sieht deprimiert aus. Er weint entweder oft, oder ihm ist zumindest häufig danach. Seine Augen sind heruntergeschlagen und traurig. Seine Mundwinkel sind herabgezogen, die Stirn liegt in Falten. Er sieht müde, entmutigt und niedergeschlagen aus. Seine Gesichtszüge sind angespannt. Während die Depression fortschreitet, verliert er nach und nach das

Interesse an seiner äußeren Erscheinung. Manchmal hören die Männer auf, sich zu rasieren, und die Frauen vernachlässigen ihr Make-up. Ein ernsthaft depressiver Mensch wirkt deshalb oft ungepflegt. Selbst wenn er seine Depression hinter einem Lächeln zu verbergen sucht, scheint sie doch durch. In diesem Falle spricht man von einer sogenannten „lächelnden Depression". Die Betroffenen lächeln oft zu den unpassendsten Gelegenheiten, um ihre inneren Gefühle der Trauer oder des Zorns zu überdecken.

Schmerzhaft-negative Gedanken

Ein zweites Hauptsymptom der Depressionen sind schmerzhaft-negative Gedanken. So sicher, wie ein gebrochener Arm körperliche Schmerzen verursacht, so verursacht das negative Denken eines depressiven Menschen seelische Schmerzen. Viele Menschen, die sowohl starke körperliche als auch seelische Schmerzen erlebt haben, behaupten mit Nachdruck, daß die seelischen Schmerzen weitaus schlimmer seien. Sie würden gebrochene Knochen einem gebrochenen Herzen vorziehen! Ein depressiver Mensch neigt auf eine selbsterniedrigende Weise zur Selbstbeschau. Er grübelt viel über vergangene Fehler, fühlt sich oft schuldig, selbst wenn er es nicht ist. Er fühlt sich verantwortlich für Dinge, für die er nichts kann, und glaubt sich im Unrecht, wo ihn keine Schuld trifft. Er macht sich übertriebene Gedanken über sein Fehlverhalten irgendwann in der Vergangenheit, sei es nun wirklich oder nur eingebildet – kurz, er hat eine negative Selbst-Wahrnehmung. Ein Depressiver hat ein überzeichnetes Bild von seinen Problemen und gibt sich oft selbst die Schuld daran (manche depressive Menschen fallen allerdings ins andere Extrem und schieben ungerechtfertigter Weise anderen die Schuld an all ihren Problemen zu, während sie im Selbstmitleid baden). Er neigt dazu, bei sich selbst einen Mangel an Eigenschaften zu sehen, die er für wichtig hält, wie etwa Beliebtheit, Intelligenz oder geistliche Reife. Darum fühlt er sich niedergeschlagen, *traurig, hilflos, wertlos* und *hoffnungslos.* (Übrigens glauben fünfundsiebzig Prozent aller Depressiven nicht daran, daß sie sich je erholen werden.) Häufig fühlt sich ein Mensch mit Depressionen allen emotionalen Rückhaltes beraubt und deshalb leer und *einsam.* Er sehnt sich nach Zuneigung und Trost von anderen, doch oft macht seine eingefleischte Feindseligkeit die Erfüllung dieser Sehnsucht zunichte. Der Depressive steckt voller Groll über eingebildetes Unrecht sowohl aus jüngerer als auch aus früherer Zeit. Er ist unglücklich und *pessimistisch,* leicht reizbar und mißtrauisch, da jede Erfahrung, die er macht, durch seine negative Einstellung zu einer schlechten Erfahrung wird. Im Grunde ist ein Depressiver von sich selbst besessen. Er rechnet mit der Ablehnung anderer und *fühlt sich ausgestoßen und ungeliebt,* was oft in keinem Verhältnis zur Wirklichkeit steht. Er ist so sehr mit sich selbst und seinen Grübeleien beschäftigt, daß seine Aufmerksamkeit, seine Konzentration und sein Gedächtnis in Mitleidenschaft gezogen werden. Ruhelosigkeit und Verwirrung sind die Folge. Die Zukunft erscheint ihm düster, mangelnde Tatkraft und ein Gefühl der Sinnlosigkeit stellen sich ein.

Wie bereits angedeutet, drehen sich die schmerzhaft-negativen Gedanken oft um Schuld. Diese Schuld mag tatsächlich vorhanden sein oder nur eingebildet. Ein depressiver Mensch fühlt sich wegen unzähliger kleiner Fehler und Entgleisungen schuldig, auch wenn er es nicht ist. Die meisten von uns kennen Schuldgefühle und wissen, wie schmerzhaft sie sein können. Doch bei einem Gesunden halten diese Schuldgefühle nur eine kurze Zeit an. Die Vorstellung, wie schlimm es sein muß, mit einem unaufhörlichen Schuldgefühl zu leben, kann uns helfen zu verstehen, wie unglücklich sich ein depressiver Mensch fühlt. Er stöhnt unter einer Schuld, der er nicht entkommen zu können glaubt.

Die schmerzhaft-negativen Gedanken eines depressiven

Menschen drehen sich auch um die Übernahme der Verantwortung für Handlungen und Ereignisse, die, realistisch betrachtet, außerhalb seiner Einflußmöglichkeit liegen. Das mag seine Ursache in dem menschlichen Bedürfnis haben, sich wichtig zu fühlen. Ein depressiver Mensch jedoch hat ein überwältigendes Gefühl der Unfähigkeit und Wertlosigkeit. Er fühlt sich wie ein *Niemand* – eine Null. Dennoch wehrt er sich dagegen, ein Niemand zu sein. Wie kann er eine Null sein, wenn er doch für so viele Ereignisse und Handlungen verantwortlich ist – wenn doch so viel von ihm abhängt? So schützt ihn sein Gefühl einer erdrückenden Verantwortung auf eine verdrehte Weise vor seinem Gefühl der Wertlosigkeit. Ja, es verschafft ihm geradezu ein starkes Machtgefühl.

Ein depressiver Mensch ist auch gekennzeichnet durch Motivationsstörungen, das heißt, ihm *fehlt Motivation.* Er verliert das Interesse an den Aktivitäten, an denen er sich früher erfreute. Er beginnt, Menschen aus dem Weg zu gehen, und will seine Ruhe haben. Er verliert seinen Sinn für Humor und wird *unentschlossen.* Am Ende kommen ihm Selbstmordgedanken.

Körperliche Symptome

Eine dritte Hauptkategorie von Symptomen einer klinischen Depression umfaßt die körperlichen Symptome, die von Ärzten als „physiologische Begleiterscheinungen der Depressivität" bezeichnet werden. Bei klinischen Depressionen finden im menschlichen Nervensystem echte biochemische Veränderungen bei den Aminen des Gehirns statt. Diese biochemischen Veränderungen haben verschiedene körperliche Folgen: Die Körperbewegungen eines depressiven Menschen nehmen gewöhnlich ab. Die Qualität seines *Schlafs* wird in Mitleidenschaft gezogen. Manchmal hat er abends Einschlafschwierigkeiten, häufiger jedoch leidet er daran, morgens zu früh aufzuwachen und nicht wieder einschlafen zu können, oder er schläft zuviel statt zuwenig. Auch sein *Appetit* ist oft beeinträchtigt. Er ißt entweder zuviel oder zuwenig (meistens zuwenig). Gewichtszunahme oder -verlust sind die Folge. Manchmal leidet er an Durchfall, häufiger jedoch an *Verstopfung*. Bei Frauen kann der Menstruationszyklus monatelang ganz aussetzen oder unregelmäßig werden. Oft ist auch ein Verlust des *sexuellen Interesses* festzustellen. Ein depressiver Mensch kann an *Spannungskopfschmerzen* leiden oder über Kopfdruck klagen. Im Zusammenhang mit seinen *langsamen Körperbewegungen* entwickelt er vielleicht eine gebeugte Haltung oder erweckt den Eindruck, er stünde unter Schock. Auch Magen-Darm-Störungen, Stoffwechselverlangsamung und Mundtrokkenheit können auftreten. Ein schneller Herzschlag und Herzrhythmusstörungen sind recht häufig anzutreffen. Diese physiologischen Veränderungen ängstigen die meisten Patienten so, daß sie zu Hypochondern werden und sich übermäßig mit ihren körperlichen Erkrankungen beschäftigen. Viele verfallen irrtümlich in die Überzeugung, Krebs, Hypoglykämie oder eine Ernährungskrankheit zu haben. Tatsächlich wäre es ihnen *lieber*, eine körperliche Krankheit zu haben, damit sie ihr Gesicht wahren könnten und nicht eingestehen müßten, daß sie psychische Probleme haben. (Von über hundert Patienten, die in der Meinung zu uns kamen, sie hätten Hypoglykämie, ergab nur bei einem einzigen der sechsstündige Glucose-Toleranz-Test, daß die Blutzuckerwerte an der unteren Grenze lagen.)

Unruhe und Nervosität

Das vierte Hauptsymptom der Depressionen ist Unruhe oder Nervosität. Diese beiden Symptome treten normalerweise zusammen auf. Ein depressiver Mensch fühlt sich ruhelos und ist häufig leichter *reizbar* als sonst. Die Unruhe nimmt zu, wenn sich die Depression verstärkt. Außerdem hat er das Gefühl, unter Spannung zu stehen, und hat Schwierigkeiten stillzusitzen.

Wahnvorstellungen

Ein fünftes Symptom, das bei sehr schweren Depressionen auftreten kann, sind *Wahnvorstellungen.* Sie unterscheiden sich von den schmerzhaft-negativen Gedanken nur graduell – wer Wahnvorstellungen hat, hat deutlich den Kontakt zur Realität verloren. Die Täuschungen bestehen entweder in Verfolgungsvorstellungen (z. B. daß jemand hinter ihm her wäre) oder Größenwahn (er glaubt beispielsweise, Gott hätte ihm eine besondere Gabe oder Einsicht verliehen). Manchmal hat der Kranke auch akustische Halluzinationen – er hört etwa Stimmen, die oft verdammenden oder anklagenden Charakter haben. Die Stimmen sind natürlich nicht wirklich da. Er kann auch visuelle Halluzinationen haben – Dinge sehen, die sonst niemand sieht. Vielleicht mißdeutet er diese sogar als Visionen von Gott. Wenn ein solcher Mensch bald nach seinem Bruch mit der Realität behandelt wird, kann meistens sein normaler Zustand wiederhergestellt werden, und er lernt wieder, klar zu denken und zufrieden zu leben. Ein bis zwei Monate stationäre Behandlung mit täglicher Psychotherapie, antipsychotischer und antidepressiver Medikation und viel Ermutigung wird dabei nötig sein. Bei manchen Menschen allerdings ist der psychotische Zustand nicht mehr heilbar.

Zusammenfassend kann man sagen: Eine echte klinische Depression ist eine komplexe, schmerzhafte Erkrankung, die den ganzen Menschen betrifft – die Seele, den Körper und den Geist. Die Schwere der Depression kann sehr unterschiedlich sein – angefangen von einer allgemeinen Traurigkeit über schmerzhaft-negative Gedanken bis hin zu einem völligen Realitätsverlust (einem psychotischen Bruch), um der Unerträglichkeit der Wirklichkeit zu entgehen. Die meisten klinischen

Depressionen erreichen *nicht* die psychotische Stufe. Ein trauriger Gesichtsausdruck, eine negative Weltsicht, körperliche Symptome (die physiologischen Begleiterscheinungen der Depressivität) und Unruhe (oder Nervosität) treten jedoch meistens auf. Wenn diese Symptome einen Menschen körperlich und sozial behindern, leidet er an einer depressiven Neurose. Jeder kann von einer depressiven Neurose geheilt werden, wenn er sich aktiv an einer guten Psychotherapie eines Fachmannes beteiligt. Leidet der depressive Mensch an beträchtlicher Ruhelosigkeit neben seinem von Traurigkeit geprägten Allgemeinzustand, seinen schmerzhaft-negativen Gedanken und seiner psychomotorischen Retardierung (abwechselnd langsame Körperbewegungen und Phasen der Ruhelosigkeit), so hat er eine agitierte Depression. Auch diese ist vollkommen heilbar. Hat der Depressive jedoch zusätzlich Wahnvorstellungen oder Halluzinationen, so ist das Stadium der psychotischen Depression erreicht. Psychotische Depressionen sind normalerweise heilbar, wenn sie frühzeitig erkannt werden, auch wenn sie erheblich schwieriger zu behandeln sind. Manche psychotischen Depressionen verschlimmern sich und führen zu lebenslanger Schizophrenie, die bisher unheilbar ist. Wir hoffen sehr, daß die medizinische Wissenschaft hier bald zu neuen Erkenntnissen kommen wird, so daß selbst „unheilbar" Schizophrene eines Tages wieder völlig gesund werden können.

Eine Checkliste zur Selbstdiagnose

Jeder, der eine Mehrzahl der folgenden Aussagen für sich bejaht, leidet nahezu sicher an einer Depression und sollte sich um die Hilfe eines Fachmannes bemühen, bevor sich sein Zustand verschlechtert.

- Mir ist im Augenblick viel häufiger nach Weinen zumute als früher.
- Ich fühle mich niedergeschlagen und traurig.

- Ich fühle mich häufig hoffnungslos und hilflos.
- Ich habe zu nichts recht Lust.
- Ich habe das Interesse an Dingen verloren, an denen ich früher Freude hatte.
- Mir kam in letzter Zeit der Gedanke, das Leben sei einfach nicht lebenswert.
- Meine Schlafgewohnheiten haben sich in letzter Zeit verändert. Ich schlafe entweder zuviel oder zuwenig.
- Ich habe oft keinen Appetit.
- Ich bin zu leicht reizbar.
- Ich bin in letzter Zeit unruhig.
- Ich habe weniger Energie als sonst.
- Der Morgen ist die schlimmste Zeit des Tages.
- Ich ertappe mich oft beim Grübeln über mein Innenleben.
- Wenn ich mich im Spiegel ansehe, sehe ich traurig aus.
- Ich entdecke an mir selbst nichts Gutes.
- Ich mache mir viele Gedanken um die Vergangenheit.
- Ich habe jetzt mehr körperliche Beschwerden (Kopfschmerzen, Magenprobleme, Verstopfung, Herzflattern usw.) als vor einem Jahr.
- Ich glaube, man hat bemerkt, daß meine Leistungen am Arbeitsplatz im Vergleich zu früher nachgelassen haben.

3.
Ist Selbstmord Sünde?

Depressionen sind eine der Hauptursachen für Selbstmorde. In den Vereinigten Staaten ist Selbstmord die zehnthäufigste Todesursache; sie fordert jährlich 24 000 Menschenleben.[1] Ungefähr alle zwanzig Minuten kommt ein Mensch durch Selbstmord ums Leben, und auf jeden Selbstmord kommen zehn mißglückte Versuche.[2] Weltweit gesehen ist eine Steigerung der Selbstmordrate zu verzeichnen; jährlich werden etwa 500 000 Fälle gemeldet.[3]

Selbstmord ist ein ausschließlich menschliches Problem. Tiere mögen andere Tiere töten, doch niemals sich selbst. *Nur der Mensch tötet sich selbst.*[4] Man kann jedoch nicht davon ausgehen, daß alle Selbstmorddrohungen echt sind. Ein Fall aus der Praxis dazu: Frau P. klagte über Depressionen. Sie sagte, sie wolle Selbstmord begehen, und wurde daraufhin in ein Krankenhaus eingewiesen. Am nächsten Tag waren ihre Depressionen augenblicklich verschwunden. Bei der anschließenden Untersuchung erzählte sie lebhaft und heftig gestikulierend. Statt die üblichen Symptome für eine Depression aufzuweisen (Traurigkeit, Schuldgefühle, körperliche Beschwerden und Unruhe), wirkte sie lebhaft, war ein wenig verführerisch gekleidet und hatte keine nennenswerten Schuldgefühle. Als sie ihre Lebensgeschichte erzählte, ergab sich folgendes Persönlichkeitsbild: Sie war stark gefühlsbetont, erregbar, neigte zu Überreaktionen und suchte die Aufmerksamkeit anderer zu erregen. Unreife, Naivität, Ich-Bezogenheit und Unselbständigkeit kamen hinzu. Diese Kennzeichen sind typisch für einen Menschen mit einer hysterischen Persönlichkeitsstörung. Statt einer depressiven Neurose hatte Frau P. also eine hysterische Persönlichkeitsstörung. Wie es in solchen Fällen oft geschieht, hatte sie ihre Probleme als Depression dargestellt. Ihre Selbstmorddrohung war wirklich nur eine Drohung. Hysterische Menschen sprechen oft eine Selbstmorddrohung aus, um andere unter Druck zu setzen. Die weitere Entwicklung ergab, daß Frau P. ihren Mann beeinflussen wollte.

Menschen, die mit Selbstmord drohen, sollte man ernst nehmen, obwohl die meisten Selbstmorddrohungen nur einen bestimmten Zweck verfolgen. Es trifft jedoch auch nicht zu, daß Menschen, die mit Selbstmord drohen, diesen nie ausführen.[5] Über zehn Prozent der Menschen, die einen Selbstmord ankündigen, werden ihn schließlich auch begehen. Die meisten Selbstmörder haben vorher jemandem ihre Absicht angekündigt. Besonders häufig ist Selbstmord unter Geschiedenen, Verwitweten und sozial und wirtschaftlich Höhergestellten.[6] Auch bei alleinstehenden erwachsenen Männern ist er verbreitet.[7] Frauen begehen etwa fünfmal mehr Selbstmordversuche als Männer; die Zahl der gelungenen Versuche ist jedoch bei den Männern doppelt so hoch.[8] Der Grund dafür ist, daß Männer bei ihren Selbstmordversuchen gewaltsamere Mittel einsetzen und daß sie den Selbstmord nicht so häufig als Mittel der Manipulation benutzen wie Frauen. Alle drei Minuten „versucht" jemand einen Selbstmord, und alle zwanzig Minuten gelingt einem Menschen der Versuch.[9]

Potentielle Selbstmörder haben alle einen ähnlichen Erfahrungshintergrund, und es gibt zehn „Warnsignale", die einen bevorstehenden Selbstmordversuch wahrscheinlich machen.[10] Selbstmordgefährdet sind:

1. Menschen mit starken seelischen Schmerzen, wie sie etwa bei Depressionen auftreten.
2. Menschen, die an großer Hoffnungslosigkeit leiden.
3. Alleinstehende Männer über Fünfundvierzig.

4. Menschen, die schon einmal einen Selbstmordversuch unternommen haben, und solche, die andere auf ihre Selbstmordabsichten hingewiesen haben. Von zehn Menschen, die Selbstmord begehen, haben acht zuvor eine eindeutige Warnung ausgesprochen.
5. Menschen mit ernsten gesundheitlichen Problemen.
6. Menschen, die irgendeinen bedeutenden Verlust erlitten haben (Tod eines geliebten Menschen, Verlust des Arbeitsplatzes usw.).
7. Menschen, die sich einen genauen Selbstmordplan zurechtgelegt haben, denn auf flüchtige Selbtmordgedanken folgt oft eine ernsthafte Erwägung des Selbstmordes; darauf wiederum folgt der tatsächliche Versuch.
8. Menschen, die ein chronisches selbstzerstörerisches Verhalten zeigen (wie etwa Alkoholismus).
9. Menschen mit einem übersteigerten Erfolgsbedürfnis.
10. Menschen, die innerhalb der letzten sechs Monate übermäßig viele Schicksalsschläge in ihrem persönlichen Leben hinnehmen mußten.

Selbstmord ist aus verschiedenen Gründen eine schreckliche Sache. Erstens begehen die meisten Menschen in einer Phase Selbstmord, in der sie die Dinge nicht realistisch sehen. Sie würden es nicht tun, wenn sie sich über ihre wahre Situation klar wären und wüßten, daß ihr Problem nur vorübergehend und lösbar ist. Nach zwei Monaten Therapie können ehemals selbstmordgefährdete Patienten oft nicht mehr begreifen, daß sie sich tatsächlich mit Selbstmordgedanken trugen. Zweitens sind die Auswirkungen eines Selbstmordes auf die hinterbliebenen Kinder, Verwandten und Freunde verheerend. Kinder klagen sich fälschlicherweise selbst für den Selbstmord eines Elternteils an; zudem steigt die Wahrscheinlichkeit, daß sie diesem Beispiel folgen und als Erwachsene in einer Problemsituation ebenfalls den Selbstmord als Lösung ansehen. Schließlich ist Selbstmord eine Sünde, ebenso wie Mord eine Sünde ist. Der Satz „Du sollst nicht töten“ bezieht sich sowohl auf unser eigenes Leben als auch auf das Leben anderer. Selbstmord ist niemals Gottes Wille!

In der Bibel werden nur sieben Selbstmörder erwähnt: Abimelech (Richter 9,54), Samson (Richter 16,30), Saul (1. Samuel 31,4), Sauls Waffenträger (1. Samuel 31,5), Ahitofel (2. Samuel 17,23), Simri (1. Könige 16,18) und Judas (in den Evangelien). Keiner der Männer, die Selbstmord begingen, handelte zu diesem Zeitpunkt in Übereinstimmung mit dem Willen Gottes.

4.
Trauer und Depressionen

Jeder Mensch muß schwere Verluste und Rückschläge erleiden, wie etwa den Tod eines geliebten Menschen, den Verlust eines Lieblingshaustieres, einen geschäftlichen Fehlschlag, eine unglückliche Liebe, eine Ablehnung nach einer Bewerbung, den Verlust eines Körperteils nach einem Autounfall oder die Feststellung einer unheilbaren Krankheit. Wann immer jemand solche Verluste oder Rückschläge hinnehmen muß, durchlebt er alle fünf Stadien der Trauer. Eines muß festgestellt werden: Trauer ist *nicht* dasselbe wie eine klinische Depression, doch Trauer kann sich in eine klinische Depression verwandeln, wenn der Betroffene zu lange im zweiten oder dritten Stadium verharrt.

Erstes Stadium: Leugnen

Der Betroffene weigert sich zu glauben, daß das Geschehene tatsächlich vorgefallen ist. Dieses Stadium hält normalerweise nicht sehr lange an.

Ein Beispiel aus der Praxis: Jane war ein fünfjähriges Mädchen, das sehr an seinem Vater hing. Eines Nachts, als sie bei ihm im Bett lag, erlitt er einen Herzanfall. Ein Krankenwagen kam, um ihn in die Klinik zu bringen. Als er aus seinem Bett gehoben wurde, versprach er Jane, zurückzukommen, doch im Krankenhaus starb er. Man sagte Jane, daß ihr Vater gestorben sei, doch sie setzte massive Leugnungstechniken ein und fuhr noch Jahre nach dem Tod ihres Vaters fort, in Kleiderschränken und unter dem Bett nach ihm zu suchen. Selbst im Teenager-Alter hatte Jane gelegentlich noch die Halluzination, ihr Vater sei in ihr Zimmer gekommen, um ihr ein liebes Wort zu sagen. Sie blieb im Leugnungsstadium der Trauer stecken. Sie brauchte eine zweijährige, wöchentliche Psychotherapie (vom vierzehnten bis zum sechzehnten Lebensjahr), um sich ganz davon zu befreien.

Zweites Stadium: Nach außen gewandter Zorn

Das zweite Stadium, das wir alle durchmachen, wenn wir einen schweren Verlust erleiden, ist eine Zornreaktion gegen jemand anderen. Wir können sogar Zorn gegenüber dem verstorbenen Menschen empfinden, obwohl er nichts dafür kann. Dies geschieht *immer,* wenn zum Beispiel ein kleines Kind ein Elternteil durch Tod oder Scheidung verliert, es ist eine normale menschliche Reaktion. In diesem Stadium tritt fast immer auch Zorn gegen Gott auf, weil er den Verlust zugelassen hat. Unser Zorn gegen Gott wird allerdings oft so schnell unterdrückt, daß wir ihn gar nicht bemerken.

Ein Beispiel aus der Praxis: Frau C. ging nach ihrer Scheidung zwei Jahre lang in die Behandlung. Doch sie war immer noch traurig und deprimiert. Ihre Trauer hatte sich in eine langwierige Depression verwandelt. Nach einer gründlichen Analyse trat zutage, daß sie immer noch zornig auf Gott war, weil er die Scheidung zugelassen hatte, statt ihren Mann zu zwingen, sein Leben in Ordnung zu bringen. Sie leugnete dies und wurde sogar aggressiv gegen ihren Psychiater, weil dieser auch nur angedeutet hatte, sie könnte zornig auf Gott sein. In ihrer Jugend war Frau C. sehr gläubig gewesen. Deshalb jagte ihr der Gedanke, sie könnte sich gegen Gott auflehnen, Angst ein. Auf die Frage, ob sie jemals eine tägliche Andacht und Gebetszeit praktiziert habe, antwortete sie, sie habe das viele Jahre lang getan – seit sie Christus als ihren Erlöser angenommen hatte. Auf die Frage jedoch, ob sie denn immer noch eine tägliche Andacht halte, zögerte sie einen Moment und sagte dann „nein“. Sie hatte niemals eine bewußte Entscheidung getroffen, damit aufzuhören, sondern einfach „diese Gewohnheit seit etwa zwei Jahren schleifen lassen“. Beim Nachdenken darüber wurde ihr klar, daß ihre innige Beziehung zu Gott etwa zu derselben Zeit aufgehört hatte, in der sie ihren Ehemann verloren hatte. Ihr unterdrückter Zorn gegen Gott wurde ihr schmerzhaft bewußt, und sie weinte und bat ihn um Vergebung. Bald hatte sie ihre Depression überwunden und genoß wieder eine innige Beziehung zu Gott.

Drittes Stadium: Nach innen gewandter Zorn

Nachdem der Trauernde die Realität seines schweren Verlustes oder Rückschlages akzeptiert und seinen Groll gegen Gott – oder wen immer er verantwortlich macht – gezeigt hat, beginnt er sich sehr schuldig zu fühlen. Diese Schuldgefühle sind normalerweise eine Mischung aus echter und falscher Schuld. (Eine Erörterung von echter und falscher Schuld finden Sie auf den Seiten 100–103.) Der Trauernde empfindet echte Schuld wegen seines Grolls gegen Gott und andere. In Epheser 4,26 sagt uns der Apostel Paulus, daß wir zwar zornig werden können, ohne zu sündigen, daß wir aber niemals die Sonne über unserem Zorn untergehen lassen sollen (d. h. wir sollen an unserem Groll nicht länger als einen Tag lang festhalten). Mit anderen Worten, es ist nichts Schlimmes daran, zornig zu werden, wenn wir einen schweren Verlust erleiden. Zorn ist eine automatische menschliche Reaktion. Doch irgendwie müssen wir mit Gottes Hilfe bis zum Schlafengehen demjenigen vergeben, auf den wir zornig sind, ob er nun unsere Vergebung verdient oder nicht. Gott möchte zu unserem Besten, daß wir anderen und uns selbst vergeben, denn wenn wir unseren Groll festhalten, wird das letzten Endes zu einer klinischen Depression führen. Der Trauernde empfindet also eine gewisse echte Schuld, denn er hält seinen Groll fest, und das ist eine Sünde.

Doch der Trauernde beginnt an diesem Punkt ebenso, über seine eigenen Fehler nachzudenken, die vielleicht zu dem schweren Verlust oder Rückschlag beigetragen haben. In dieser Phase besteht eine Neigung, sich selbst bis zur Absurdität für alles die Schuld zu geben. Im Rückblick sieht man immer mehr als im Vorausblick; so erkennt auch der Trauernde im Rückblick Dinge, die er hätte tun können und die den Verlust *vielleicht* verhindert hätten. Er wendet all seinen Zorn und Groll nach innen gegen sich selbst. Statt seine wirklichen Verfehlungen vor Gott zu bekennen und die Vergebung dafür anzunehmen, hält er seinen Groll gegen sich selbst fest und beginnt, sich durch selbstverdammende Gedanken zu bestrafen. Die meisten Menschen durchleiden dieses Stadium ziemlich schnell (innerhalb von ein oder zwei Wochen) und gehen weiter ins vierte Stadium. Wenn jemand jedoch sehr lange in diesem Stadium des nach innen gewandten Zornes steckenbleibt, wird sich seine Trauer zweifellos zu einer klinischen Depression auswachsen, die vielleicht monatelange therapeutische Arbeit erforderlich macht.

Ein Beispiel aus der Praxis: Frau B. war die Frau eines Pastors, die in die Therapie kam, weil sie depressiv, ruhelos und selbstmordgefährdet war. Ihr Blutdruck stieg unaufhörlich und hatte bereits einen gefährlichen Wert erreicht. Ein Jahr vor ihrer Entscheidung, sich um psychiatrische Hilfe zu bemühen, war ihr Vater gestorben. In der Therapie stellte sich heraus, daß sie im dritten Stadium ihrer Trauer über den Tod ihres Vaters stehengeblieben war. Sie fühlte sich schuldig, daß sie ihrem Vater nicht mehr „Auf Wiedersehen“ oder „Ich liebe dich“ gesagt hatte. Auch war sie wegen einiger Dinge böse auf ihren Vater gewesen und fühlte sich nun sehr schuldig, weil sie Groll gegen einen Menschen gehegt hatte, der gestorben war. Wenn jemand stirbt, neigen wir dazu, seine Schwachpunkte zu vergessen, und wir schaudern bei dem Gedanken, mit einem Toten nicht im reinen zu sein. Ihr nach innen gewandter Zorn führte nicht nur zu Depressionen, sondern trieb auch ihren Blutdruck auf einen Wert, bei dem sie leicht durch einen Schlaganfall hätte sterben können. Ihr Psychiater wandte eine Technik aus der Gestalttherapie an: Er übernahm die Rolle des verstorbenen Vaters und forderte sie auf, ihm alle Gefühle und Gedanken zu sagen, die sie in sich verschlossen hielt. Zuerst weigerte Frau B. sich, denn sie fürchtete sich wohl vor ihren eigenen Gefühlen, doch schließlich ließ sie sich überzeugen. Wie üblich war der Anfang schwierig, doch als sie erst einmal begonnen hatte, kamen ihre Abschiedsworte und Gefühle der Liebe, des Zorns und der Schuld zusammen mit vielen Tränen herausgeflossen. Zwanzig Minuten später war sie von all den Gefühlen, die sie ein Jahr lang in sich verschlossen hatte, erlöst. Innerhalb einer Woche hatte sich ihre Depression gelegt, und ihr Blutdruck war wieder normal.

Viertes Stadium: Echte Trauer

Dies ist wahrscheinlich das wichtigste Stadium, denn es ist lebensnotwendig. Wann immer wir einen schweren Verlust oder Rückschlag erleiden, ist es sehr wichtig – und zwar für Männer ebenso wie für Frauen – ordentlich zu weinen. Unsere Kultur ermutigt die meisten Männer und heutzutage auch Frauen, Gefühle zurückzuhalten und zu zeigen, wie „stark“ man ist, wie gut man sich beherrschen kann (und nicht einmal bei einem Begräbnis zu weinen). Zeigte Josef Schwäche, als er über den Tod seines Vaters weinte? Zeigte unser Herr Jesus Christus Schwäche, als er über den Verlust seines Freundes Lazarus weinte? Natürlich nicht! Über einen schweren Verlust zu weinen ist sowohl menschlich als auch geistlich gesehen die richtige Reaktion. Nicht zu einer echten Trauer gefunden zu haben kann zur unterschwelligen Depression führen, die viele Jahre bestehen bleiben kann. Ihr geliebter Verstorbener mag jetzt voller Freude im Himmel sein, aber Sie werden die Gemeinschaft mit ihm dennoch vermissen, bis Sie eines Tages wieder mit ihm vereint werden. Lassen Sie sich also nicht zurückhalten, und weinen Sie über Ihren Verlust. Das wird Sie schnell ins fünfte Stadium bringen. Ein Beispiel aus der Praxis: Frau T. war eine hübsche junge Ehefrau, die gemeinsam mit ihrem Mann einen vollzeitlichen Dienst in einem christlichen Werk übernommen hatte. Doch Depressionen und Ruhelosigkeit nach dem Tod ihres Vaters hinderten die junge Frau zwei Jahre lang daran, ihre Aufgaben richtig zu erfüllen. Ihr Vater war selbst schwer depressiv gewesen und hatte Selbstmord begangen. Frau T. hatte eine Erziehung genossen, die nicht zum Weinen ermutigte, auch nicht bei einem Todesfall. So hatte sie ihrer Trauer über den Verlust ihres Vaters, den sie sehr geliebt hatte, nie wirklich freien Lauf gelassen. Im Rahmen einer Gestalttherapie stellte sie sich vor, ihr Vater säße ihr in einem leeren Sessel gegenüber, und sagte ihm, wie sehr sie ihn vermißte, und alles andere, was ihr auf der Seele lag. Auch sie zögerte zunächst, schüttete aber dann doch ihr Herz aus. Sie weinte wie noch nie zuvor. Als sie wenige Wochen später wieder untersucht wurde, war ihre Depression erheblich zurückgegangen.

Fünftes Stadium: Lösung

Das fünfte Stadium dauert nur kurze Zeit und tritt dann ein, wenn ein Mensch die Phasen des Leugnens, des nach außen und nach innen gewandten Zorns und der echten Trauer (des Weinens) hinter sich gebracht hat. Während der Lösungsphase gewinnt er seine Lebensfreude zurück. Die Lösung tritt fast automatisch ein, wenn die Stadien eins bis vier abgeschlossen sind.

Jeder normale Mensch durchläuft nach einem Schicksalsschlag alle fünf Stadien der Trauer. Der gesamte Prozeß dauert bei einem erwachsenen, reifen Menschen zwischen drei und sechs Wochen. Doch die Kenntnis der Abfolge der fünf Trauerstadien bedeutet nicht, daß die genannten Reaktionen ausbleiben – sie hilft lediglich dabei, daß jemand etwas schneller und mit weniger Angst die verschiedenen Phasen durchlebt. Jeder Mensch wird von Zeit zu Zeit in eine Situation der Trauer kommen, doch wenn der Leser die Erkenntnisse, die er aus diesem Buch gewinnt, in die Praxis umsetzt, gibt es keinen Grund, warum er je an einer klinischen Depression leiden sollte. Auf lange Sicht wird er sich für das Glück entscheiden. Man kann das Glück wählen!

Zweiter Teil: Wie entstehen Depressionen?

1. Sind Depressionen erblich?

Als Ärzte, die die menschliche Genetik gründlich studiert haben, haben wir wenig Verständnis für Menschen, die alles auf ihre „schlechten Erbanlagen" schieben! Heutzutage bringen es die Leute tatsächlich fertig, Sünden wie Alkoholismus und Homosexualität auf „schlechte Erbanlagen" zurückzuführen. Die sogenannten Wissenschaftler, die diese Thesen verbreiten, verdrehen die Tatsachen und klammern sich an Strohhalme.

Natürlich haben unsere genetischen Anlagen enorme Auswirkungen auf unsere geistigen und seelischen Entwicklungsmöglichkeiten, doch die Weisheit und das Glück, die wir als Erwachsene erreichen, sind *nicht genetisch vorausbestimmt* (wie manche gerne glauben möchten). Die meisten menschlichen Depressionen sind die Folge unseres eigenen unverantwortlichen Verhaltens – unseres unverantwortlichen Umgangs mit Zorn und Schuld. Manche Menschen sind bewußt verantwortungslos, doch andere sind es nur aus Mangel an Wissen. Unsere Hoffnung ist, daß wir mit diesem Buch den genannten „Wissensmangel" beheben und dem Leser zeigen können, wie er verantwortlich mit seinen Gefühlen umgehen kann.

Den meisten von uns geht es jedoch gegen den Strich, sich ihrer Verantwortung, besonders der Verantwortung in bezug auf das eigene Gefühlsleben, zu stellen. Es ist ja auch soviel leichter, all unsere Probleme den bösen Eltern, einem achtlosen Ehepartner, der Ungerechtigkeit der Welt, der Zuckerkrankheit oder den „schlechten Erbanlagen“ in die Schuhe zu schieben.

Unsere Gene können dafür verantwortlich sein, daß wir schneller betrunken werden als andere, aber sie bringen uns nicht dazu, Alkohol zu trinken. Die Gene mögen dafür sorgen, daß manche Männer weniger Androgene produzieren als andere, aber sie zwingen niemanden zu homosexuellem Verhalten. Niemand ist genetisch dazu programmiert, ein Homosexueller zu werden! Unsere Gene können manche von uns durch einen Mangel an Norepinephrin (Noradrenalin) im Gehirn anfälliger dafür machen, unter Streß klinische Depressionen zu entwickeln (während ein anderer vielleicht durch Schwankungen der Dopaminmenge im Gehirn unter ähnlichem Streß eher anfällig für Schizophrenie ist), doch unsere Gene zwingen uns nicht dazu, gegen uns selbst oder andere einen Groll zu hegen. Es ist das unverantwortliche Verhalten, Groll zu hegen und zu pflegen, das für die Mehrzahl der Depressionen verantwortlich ist.

Als christliche Psychiater glauben wir, daß die genetischen Möglichkeiten und Anlagen eines jeden Menschen dem Plan Gottes entsprechen. Gott hat es zugelassen, daß jeder von uns ganz bestimmte Stärken und Schwächen besitzt. Das gehört zu seinem Plan, durch den er sich letztlich verherrlichen will. In Psalm 139,13–14 betet der Psalmist David: „Denn du hast meine Nieren bereitet und hast mich gebildet im Mutterleibe. Ich danke dir dafür, daß ich wunderbar gemacht bin.“ In Jesaja 43,7 spricht Gott über „alle, die mit meinem Namen genannt sind, die ich zu meiner Ehre geschaffen und zubereitet und gemacht habe“. Warum Gott keinen von uns Menschen vollkommen erschaffen hat, wissen wir nicht, aber wir trauen dem Gott aller Weisheit, Liebe und Gerechtigkeit zu, die Entscheidungen getroffen zu haben, die sich letztlich als richtig erweisen werden. Sich darüber zu ärgern, daß Gott nicht „menschlicher“ ist, wäre naiv, arrogant und anmaßend. In unserer Praxis begegnen wir vielen unreifen Menschen, die sich in ihrer Naivität einbilden, weiser und gütiger als Gott zu sein. Sie glauben,

Gott mache Fehler. Doch der Mensch sieht auf den Schmerz des Augenblicks, während Gott die Freuden der Ewigkeit im Blick hat. Gott fühlt nicht nur mit dem Schmerz des Menschen (Christus starb immerhin den grausamen Tod am Kreuz), er freut sich auch an dem inneren Reifungsprozeß eines Menschen, der sich verantwortungsvoll aus einer Depression herausarbeitet.

Im folgenden sind noch einige genetische Fakten über Depressionen[1] für diejenigen zusammengefaßt, die sich auch für die wissenschaftlichen Aspekte interessieren.

1. Bisher deuten die wissenschaftlichen Untersuchungen darauf hin, daß Frauen deutlich anfälliger für Depressionen sind als Männer. Man nimmt an, daß diese Prädisposition durch die Gene zustandekommt, obwohl kulturelle Faktoren ebenso eine Rolle spielen können.

2. Die Forschung zeigt, daß unter Verwandten von depressiven Menschen die Häufigkeit von Depressionen deutlich höher ist als im Bevölkerungsdurchschnitt. Tatsächlich liegt für alle Gemütskrankheiten das geschätzte Risiko für Verwandte ersten Grades (Eltern, Geschwister, Kinder) über dem Bevölkerungsdurchschnitt.

3. Untersuchungen an Zwillingspaaren haben viele Wissenschaftler dazu veranlaßt, die Theorie einer genetischen Prädisposition für Depressionen bei manchen Menschen zu akzeptieren. Bei einer Untersuchung von achtunddreißig Zwillingspaaren ergab sich bei den eineiigen Zwillingen eine Übereinstimmungsrate (d. h. die Neigung des zweiten Zwillings, ebenfalls depressiv zu werden, wenn der erste unter Depressionen leidet) von siebenundfünfzig Prozent, bei den zweieiigen Zwillingen jedoch nur von neunundzwanzig Prozent. Durch die genetische Gleichheit der eineiigen Zwillinge ließe sich die Differenz leicht erklären, obwohl auch hier kulturelle Faktoren (z. B. ein schwächeres Selbstbewußtsein) mit in Betracht gezogen werden müssen. Eine weitere Studie über Depressionen bei Zwillingen ergab eine Übereinstimmungsrate von sieben-

undsechzig Prozent bei eineiigen Zwillingen, die getrennt aufwuchsen, und eine ähnliche, jedoch noch höhere Übereinstimmungsrate von sechsundsiebzig Prozent bei solchen, die gemeinsam aufwuchsen.

4. Die Art der Übertragung (dominante oder rezessive Gene; normale Chromosomen oder Geschlechts-Chromosomen; einzelne oder multiple Gene) wird gegenwärtig vielfach erforscht. Manche Untersuchungen deuten darauf hin, daß ein Gen am kurzen Arm des X-Chromosoms möglicherweise für die Prädisposition mancher Menschen zu (manisch-depressiven) Depressionen ist.

5. Die manisch-depressive Krankheit ist eine relativ seltene Störung, die im Gegensatz zu den meisten anderen Depressionen als vorwiegend genetisch bedingt angesehen wird. Sie ist durch extreme Stimmungsschwankungen zwischen einem mit Wahnvorstellungen verbundenen Hochgefühl (normalerweise von schnellem, unaufhörlichem Reden begleitet) und schweren Depressionen mit Selbstmordgedanken gekennzeichnet. Diese Stimmungsschwankungen scheinen manchmal völlig unabhängig von äußeren Belastungen zu sein. Daher glaubt man, daß der Manisch-Depressive erblich belastet ist. Die manische Phase läßt sich mit Lithiumsalzen erfolgreich behandeln; in der depressiven Phase werden antidepressive Medikamente eingesetzt. Bei Eltern von manisch-depressiven Patienten liegt die Übereinstimmungsrate zwischen sechsunddreißig und fünfundvierzig Prozent; bei Geschwistern zwischen zwanzig und fündundzwanzig Prozent. Bei Untersuchungen an eineiigen Zwillingen von manisch-depressiven Patienten jedoch ergaben sich Übereinstimmungsraten zwischen sechsundsechzig und sechsundneunzig Prozent.

Die Rolle der Genetik als Hauptursache von allgemeinen Depressionen wird in manchen Kreisen stark übertrieben. Viele Patienten machen lieber ihre Erbanlagen für ihren Zustand verantwortlich, als sich der Tatsache zu stellen, daß ihr eigenes unverantwortliches Handeln und Fühlen die Ursache der Depression ist. Andererseits sollten Therapeuten auf genetische Prädispositionen zur Depressivität achten und sich auch gründlich mit der manisch-depressiven Krankheit vertraut machen, die sich durch Medikamente heilen läßt, wenn sie richtig diagnostiziert wird.

2.
Die Wurzeln der Depressionen

Die Wurzeln der Depressionen reichen tief.[1] Wenn ein Mensch mit vierzig Jahren an einer klinischen Depression erkrankt, dann wurden die ersten Wurzeln seiner Depression aller Wahrscheinlichkeit nach gepflanzt, als er vier Jahre alt war. Heutzutage gibt es einige Autoren (besonders Nicht-Fachleute), die sich in stark vereinfachter Weise mit dem Thema „Depression" auseinandersetzen. Jeder Versuch zum Beispiel, einen einzigen „depressiven Persönlichkeitstyp" zu definieren, ist einfältig und falsch. Die psychiatrische Forschung unterscheidet mindestens zehn grobe Persönlichkeitstypen mit Hunderten von Kombinationen aus verschiedenen Persönlichkeitsstrukturen oder Verhaltensmustern. Alle Arten von Persönlichkeiten leiden von Zeit zu Zeit unter Depressionen, wenngleich es auch einige Typen gibt, die besonders anfällig dafür sind.

Das menschliche Gehirn hat viel Ähnlichkeit mit einem Computer. In einem seiner Bücher (*Christian Child-Rearing and Personality Development,* Grand Rapids, Michigan: Baker, 1977) faßte Dr. Meier mehrere hundert Forschungsartikel über Persönlichkeitsentwicklung zusammen, um zu zeigen, daß sich ungefähr fünfundachtzig Prozent unserer Verhaltensmuster im Erwachsenenalter bereits mit der Vollendung des sechsten Lebensjahres fest eingeprägt haben. In diesen entscheidenden ersten sechs Jahren des Lebens kopierten wir die Verhaltensmuster unserer Eltern, besonders des Elternteils, der demselben Geschlecht angehört. Wir lernten, automatisch das zu tun, was sie taten. Wenn sie ihren Zorn zu unterdrücken pflegten, haben auch wir die Neigung, unseren Zorn zu unterdrükken. Wenn sie körperliche Erkrankungen und Depressionen benutzten, um Mitgefühl zu erheischen, dann werden wir das aller Wahrscheinlichkeit nach ebenfalls tun. Hinzu kommt, daß unsere Eltern während dieser entscheidenden sechs Jahre verschiedene Verhaltensmuster bewußt oder unbewußt belohnten oder bestraften. Sie versuchten, uns nach ihren Idealen zu formen; dies geschah zwar oft aus edlen Motiven, jedoch mit ungeeigneten Methoden. So können zum Beispiel die meisten Zwei- bis Dreijährigen ihren Ärger und Zorn bewußt erleben. Sie wissen es, wenn sie wütend sind, und halten damit auch nicht hinter dem Berg, manchmal auf passende und manchmal auf unpassende Art und Weise. Wenn unsere Kinder wütend auf uns sind, ermutigen wir sie, ihrem Zorn respektvoll Ausdruck zu geben. Wir danken ihnen sogar dafür. Wenn sie ihren Groll jedoch zeigen, indem sie um sich treten, gibt es etwas auf den Hintern. Etliche Eltern allerdings gestatten ihren Kindern überhaupt nicht, ihrem Zorn Ausdruck zu verleihen, auch nicht auf respektvolle und passende Art und Weise. Manche bestrafen ihre Kinder sogar dafür.

Können Sie sich erinnern, jemals als Kind zu Ihrem Vater gesagt zu haben: „Papa, ich bin im Moment wirklich wütend auf dich. Können wir darüber sprechen?“ Viele von Ihnen lernten vermutlich statt dessen, ihren Zorn zu fürchten, denn das Bewußtsein und das Ausdrücken des Zorns führte zu Ablehnung und Bestrafung. Also lernten Sie, sich selbst vorzumachen, Sie seien gar nicht wütend. Sie lernten, Ihren Zorn zu unterdrükken und zu ersetzen, indem Sie den Hund traten oder Ihre Geschwister verprügelten.

Fünfunddreißig Jahre später werden Sie bei einer wohlverdienten Beförderung übergangen. Sie empfinden normale Zorngefühle, bemerken sie aber gar nicht, weil Sie schon mit drei Jahren lernten, solche Gefühle zu unterdrücken. Mehrere Nächte hintereinander schlucken Sie Ihren unbewußten Groll gegen Ihre Vorgesetzten hinunter. Serotonin und Norepinephrin werden nach und nach knapp in Ihrem Gehirn, und Sie beginnen, an Schlaflosigkeit, Erschöpfung, Appetitlosigkeit und vielen anderen körperlichen Begleiterscheinungen einer Depression zu leiden. All das erzählen Sie Ihrem Hausarzt, und der sagt Ihnen, daß Sie an einer Depression leiden und insgeheim voller Zorn sind. Obwohl er absolut recht hat, meinen Sie, er wisse nicht, wovon er rede. „Ich? Zornig? Ich war nicht mehr zornig, seit ich drei Jahre alt war!" Als er Sie an einen Psychiater verweist, werden Sie sehr wütend, aber Sie nennen es „Enttäuschung". Immerhin bezahlen Sie viel Geld für Ihre Krankenversicherung, damit Ihr Arzt Sie ordentlich behandelt, eine Krankheit feststellt und Medikamente verschreibt. Statt dessen beleidigt er Sie, indem er andeutet, Sie seien womöglich depressiv! Was fällt dem ein!

Einen Moment später geht es Ihnen zunehmend schlechter. Sie waren schon bei drei Spezialisten, die nichts gefunden haben; also vermuten Sie, daß alle Ärzte unfähig seien. Schließlich finden Sie irgendeinen inkompetenten Quacksalber, der Ihnen sagt, was Sie hören wollen. Ein paar Tage fühlen Sie sich erleichtert, aber die Symptome bleiben. Inzwischen sind Sie dem Selbstmord nahe und wissen nicht, warum. Da Sie, wie die meisten Menschen, Ihrer Eigenverantwortung für Ihre Gefühle nicht ins Gesicht sehen wollen, kommen Sie auf den Gedanken, es sei alles die Schuld Ihres Ehepartners, und ziehen eine Scheidung in Betracht – eine allzu verbreitete „Lösung" in der heutigen Gesellschaft.

Als letztes Mittel schlucken Sie Ihren ganzen Stolz hinunter und wenden sich an einen Psychiater. Der gibt Ihnen ein Antidepressivum und eine wöchentliche psychotherapeutische Behandlung. Er macht Sie mit Ihrem Zorn vertraut; er bringt Sie dazu, ihre Gefühle in Worte zu fassen und damit zu „erlösen". Drei bis sechs Monate später setzen Sie die Antidepressiva ab und fühlen sich auch ohne sie großartig. Sie haben gelernt, sich Ihren eigenen Zorn bewußt zu machen und damit umzugehen –

etwas, das Sie mit drei Jahren bereits konnten, das Ihre Eltern Ihnen aber abgewöhnten, indem sie Ihnen beibrachten, Ärger und Groll zu unterdrücken.

Vielleicht sind Sie in einer gesetzlichen Gemeinde aufgewachsen, in der man Ihnen beibrachte, jede Art von Zorn sei Sünde. Tausende bekommen das zu hören, und eine erstaunliche Anzahl von Christen glaubt es. All dies trotz der Tatsache, daß Gottes Wort uns lehrt, zornig zu sein, ohne zu sündigen (Epheser 4,26). Das griechische Wort, das die Luther-Übersetzung mit „zürn ihr“ wiedergibt, ist in Wirklichkeit eine Anweisung (es steht im Imperativ). Im weiteren ermahnt uns derselbe Vers, *niemals die Sonne über unserem Zorn untergehen zu lassen.* Wenn jeder Christ diesem Vers der Schrift gehorsam wäre und seinen Zorn zuließe, aber besonnen allen Groll bis zum Schlafengehen ablegte, dann müßte er nie an einer klinischen Depression leiden. Obwohl Christus ohne Sünde war, wurde er zuweilen sehr zornig. Er peitschte in seinem Zorn sogar die „frommen“ Geldwechsler aus dem Tempel.

Natürlich kann Zorn auch falsch sein, und er ist oft ein Zeichen von Unreife. Wenn ein Mensch jedoch erst einmal zornig ist, ist vielleicht die Frage, wie er mit seinem Zorn umgeht, wichtiger als die, ob er zornig sein darf oder nicht. Damit werden wir uns in späteren Kapiteln beschäftigen. Wenn ein Mensch in Christus wächst, wird der Zorn, der aus Unreife entsteht, an Stärke und Häufigkeit abnehmen.

Viele von uns haben in den ersten sechs Lebensjahren, in denen die meisten unserer Verhaltensmuster geprägt wurden, nicht gelernt, mit unseren Emotionen umzugehen. Doch Gott hat uns unseren menschlichen Willen gegeben und dazu seine Macht, alle Dinge zu tun (Philipper 4,13), einschließlich der Korrektur der falschen „Programmierung“ unseres Gehirnes. Das Kernproblem bei fast allen Depressionen ist unterdrückter Zorn, sei es gegen uns selbst (echte oder falsche Schuld) oder gegen andere (Groll festhalten). Dieser Groll ist normalerweise *unbewußt,* weil wir uns schämen oder fürchten, ihn vor uns selbst einzugestehen. Um der Verantwortung auszuweichen, uns unserer Sünde zu stellen (der Sünde, unseren Groll manchmal monate- oder gar jahrelang festzuhalten), suchen wir nach Erklärungen für unsere depressiven Symptome, die uns unser Gesicht wahren lassen. Alle paar Jahre wird in unserer Gesellschaft eine neue Erklärung populär und findet bei der Mehrheit der Menschen Zustimmung. Verbreitete Ausreden der Vergangenheit waren Drüsenprobleme, Hypoglykämie, Nahrungsmittelallergien, Innenohrerkrankungen und (in letzter Zeit) die Wahl eines falschen Ehepartners, was die Ehescheidung in den Stand eines Heilmittels gegen Depressionen erhob.

3.
Die wichtigsten Ursachen seelischen Schmerzes

Auch wenn unterdrückter Zorn die Wurzel fast aller klinischen Depressionen ist, gibt es noch weitere ebenso schmerzhafte Emotionen. Zum Beispiel kann der Schmerz der Einsamkeit sehr stark sein, auch wenn nicht unbedingt jeder einsame Mensch an einer klinischen Depression mit allen Symptomen leiden muß. Wir glauben, daß es drei Hauptursachen für seelischen Schmerz gibt.

Eine dieser Hauptursachen ist *Mangel an Selbstwertgefühl.* Eltern neigen dazu, an ihr ältestes Kind die höchsten Ansprüche zu stellen, so daß häufig das älteste Kind den größten Erfolg im Beruf verbuchen kann – und am wenigsten glücklich darüber ist! Doch jedes Kind, vom ältesten bis zum jüngsten, kann unter mangelndem Selbstbewußtsein leiden. Das jüngste Kind ist zum Beispiel oft eingeengt und übermäßig behütet. Aus der Angst heraus, ihr Nesthäkchen erwachsen werden zu sehen und es gehen zu lassen, halten viele Mütter ihr jüngstes Kind in Unselbständigkeit und Abhängigkeit. Im Jugendalter entwickelt ein solcher allzu wohlbehüteter Junge dann eine gewisse Neigung zur Rebellion. Vielleicht findet er in dieser Phase eine Gruppe Gleichgesinnter, die sich dem Mißbrauch von Alkohol und Drogen hingeben. Er läßt nun diese jungen Leute für sich denken, weil er nicht mehr möchte, daß es seine Mutter für ihn tut, aber noch Angst hat, selbständig eigene Wege zu gehen. Er entwickelt kein Selbstbewußtsein, weil er sich den Gleichaltrigen gegenüber, die unabhängiger sind als er, minderwertig fühlt. Sein geringes Selbstbewußtsein lastet als schwere Bürde auf dem Heranwachsenden, und wenn dieser Zorn gegen sich selbst stark genug wird, kann es zu einer klinischen Depression kommen. Depressionen können Menschen jeden Alters befallen – vom Neugeborenen, das seine Mutter verliert, bis zu einem Hundertjährigen, der unter seiner zunehmenden Schwäche leidet.

Allzu strenge Eltern können dazu beitragen, daß ihre Kinder wenig Selbstbewußtsein entwickeln. Das Kind glaubt seine Eltern im Recht und klagt sich selbst dafür an, daß es nicht vollkommen ist. Im Jugend- oder Erwachsenenalter wächst dieses falsche Schuldgefühl so lange an, bis der Zorn gegen sich selbst eine Depression hervorruft. Dieses spezielle Syndrom wollen wir im nächsten Kapitel ausführlich behandeln.

Ein Kind mit einer kalten, ablehnenden Mutter und einem passiven oder abwesenden Vater wird ebenfalls wenig Selbstbewußtsein entwickeln und anfällig für Depressionen sein. Als kleines Kind ist es häufig zornig, weil seine normalen Bedürfnisse nicht erfüllt werden. Ein Säugling zum Beispiel, der zu wenig körperliche Stimulation bekommt, kann dahinwelken und sterben, selbst wenn er gut ernährt wird – ein Syndrom, das als „Marasmus" oder Gedeihstörung bekannt ist. Ein solches Kind sucht im Säuglingsalter vergeblich die Nähe zu den Eltern. Nachdem es mit diesem Versuch gescheitert ist, gibt es auf und zieht sich zurück. Es entwickelt eine echte Angst vor Intimität und stellt sich darauf ein, von Gleichaltrigen im späteren Leben immer wieder abgelehnt zu werden. Es ist für einen so geprägten Menschen einfacher, die Gleichaltrigen dazu zu bringen, ihn tatsächlich abzulehnen, als sich die Tatsache bewußt zu machen, daß er selbst die anderen wegen seiner Angst vor Intimität ablehnt. Ein introvertierter Mensch ohne Freunde hat ein niedriges Selbstwertgefühl und ist anfällig für Depressionen.

Alfred Adler hat den Ausdruck *Minderwertigkeitskomplex* geprägt. Er und seine Anhänger haben viel zum Verständnis dieses Problemes beigetragen. Der Mangel an Selbstwertgefühl ist mit Sicherheit eine Hauptursache seelischen Schmerzes.

Eine zweite Ursache ist der *Mangel an menschlicher Nähe* – oder Einsamkeit. Niemand ist eine Insel. Gott hat uns so geschaffen, daß wir einander brauchen. Das Knüpfen und Pflegen von Freundschaften wird immer nicht nur Freude, sondern gelegentlich auch Schwierigkeiten mit sich bringen. Menschen sind von Grund auf selbstsüchtig, und deshalb werden sich auch enge Freunde von Zeit zu Zeit gegenseitig verletzen. Doch der Schmerz, der aus gelegentlichen Konflikten mit Freunden entsteht, ist nichts im Vergleich zu dem dauernden, nagenden Schmerz der Einsamkeit. Einsamkeit ist wie Depression ein selbst gewähltes Schicksal. Nur diejenigen leiden unter Einsamkeit, die nicht die Mühe (einschließlich der hin und wieder zu ertragenden Ablehnungen) auf sich nehmen wollen, enge Freundschaften aufzubauen. Sie lassen es zu, daß ihre Angst vor menschlicher Nähe ihren Willen bestimmt, und sie bemerken es nicht, daß sie sich freiwillig so verhalten. Manche Menschen kompensieren ihre Einsamkeit, indem sie zu extrovertierten Typen werden, die zwar viele oberflächliche Bekannte haben, aber keine engen Freunde, mit denen sie über ihre innersten Gefühle sprechen können. Manche kompensieren es, indem sie übermäßig dick werden, und wundern sich dann, warum Angehörige des anderen Geschlechtes sie ablehnen. Viele Einsame bilden sich ein, die anderen wollten ihnen gar nicht nahekommen, in Wirklichkeit weisen sie selbst die Nähe anderer zurück. Sie geben den anderen die Schuld an dieser Misere, weil sie sich ihr eigenes unverantwortliches Verhalten nicht bewußt machen wollen. Dieser Abwehrmechanismus ist als *Projektion* bekannt, denn solche Menschen „projizieren" ihr eigenes ablehnendes Verhalten auf andere (ähnlich wie ein Dia-Projektor das Bild, das *in ihm selbst* steckt, auf eine Leinwand projiziert). In Matthäus 7,3 – 5 finden wir ein sehr treffendes Beispiel für Projektion und Heuchelei.

Die Bibel betont immer wieder unser Bedürfnis nach gegenseitiger Liebe. Der Apostel Paulus zum Beispiel fordert die Gläubigen auf: „Laßt uns aufeinander achten und uns zur Liebe und zu guten Taten anspornen. Laßt uns nicht unseren Zusammenkünften fernbleiben, wie es einigen zur Gewohnheit geworden ist, sondern *ermuntert einander*" (Hebräer 10,24,25).

Harry Stack Sullivan ist ein Psychiater, der lange auf dem Gebiet der zwischenmenschlichen Beziehungen geforscht und dazu viel geschrieben hat. Er fand heraus, daß der Mangel an menschlicher Nähe mit Sicherheit eine der Hauptursachen seelischen Schmerzes ist. Einsamkeit ist nicht dasselbe wie Depression, aber Einsamkeit macht einen Menschen sicherlich anfälliger für Depressionen. Ein einsamer Mensch baut entweder Groll gegen diejenigen auf, von denen er sich abgelehnt fühlt (auch wenn das nicht der Fall ist), oder gegen sich selbst, weil er in seinen eigenen Augen ein solcher „Außenseiter" ist. Vielleicht hegt er sogar starken Groll gegen Gott, weil dieser den Tod seines Ehepartners oder seines einzigen engen Freundes zugelassen hat. All diese angestauten Gefühle tragen zu biochemischen Veränderungen bei, die sich in Form von Depressionen äußern können.

Die dritte Hauptursache seelischen Schmerzes ist *Mangel an Nähe zu Gott.* Wir sind davon überzeugt, daß tief im Innern jedes Menschen ein Raum für Gott ist – eine innere Leere, die nur durch eine persönliche Beziehung zu Gott durch Jesus Christus ausgefüllt werden kann. Im ersten Kapitel des Römerbriefes sagt uns Paulus, daß Gott selbst die Schönheit der Natur gebraucht, um die Menschheit auf ihr Bedürfnis nach einer Beziehung zu ihrem Schöpfer aufmerksam zu machen. Zu uns kommen Patienten mit jedem nur vorstellbaren religiösen Hintergrund, und doch bringt fast jeder Patient innerhalb von zwei oder drei Sitzungen in seiner eigenen Terminologie irgendein geistliches Problem zur Sprache, mit dem er sich abmüht.

4.
Immer perfekt – immer im Nachteil?

Von allen Persönlichkeitstypen in unserer Kultur gibt es einen, der irgendwann in seinem Leben mit relativ großer Wahrscheinlichkeit depressiv werden wird. Dieser Typ ist der „Perfektionist“ – ein Mensch, der aufopferungsvoll, übermäßig gewissenhaft, übermäßig pflichtbewußt, fleißig und häufig sehr gläubig ist. Die Psychiater nennen diesen Typ die „zwanghafte“ Persönlichkeit.[1] Die meisten Laien nennen ihn einen Perfektionisten, einen Workaholic oder einen aufopferungsvollen Diener des Herrn oder der Menschheit. Über neunzig Prozent der Ärzte und fünfundsiebzig Prozent der Geistlichen, die wir getestet haben, neigten zu vorwiegend zwanghaften Persönlichkeitsmerkmalen. Auch Rechtsanwälte, Musiker, Ingenieure, Architekten, Zahnärzte, Programmierer und sonstige Berufstätige weisen häufig zwanghafte Züge auf. Dies ist wahrscheinlich der Grund, warum es unter Ärzten, Zahnärzten und Musikern die höchsten Selbstmordraten gibt. Auch Missionare fallen oft in diese Kategorie.

Viele finden das überraschend. Im Blick auf all die faulen, selbstsüchtigen Taugenichtse, die in der Welt herumlaufen, scheint es einfach nicht fair zu sein, daß ausgerechnet die aufopferungsvollsten Diener der Gesellschaft die aussichtsreichsten Kandidaten für Depressionen und Selbstmord sein sollen.

Wer jedoch in die Tiefe des Unbewußten im Menschen geschaut hat, der weiß, wovon er spricht. Depressionen sind ebenso wie Selbstmord oder Glücklichsein ein selbst gewählter

Weg. Jene treuen Diener der Gesellschaft, die unter Depressionen leiden, haben genauso mit ihrer persönlichen Selbstsucht zu kämpfen wie der Tagedieb, der sich auf Staatskosten durchfüttern läßt, wenn auch die Selbstsucht des Perfektionisten viel subtiler ist. Während er dabei ist, achtzig bis hundert Stunden pro Woche die Menschheit zu retten, vernachlässigt er aus Selbstsucht seine Frau und seine Kinder. Er vergräbt seine Gefühle und arbeitet wie ein Roboter. Teilweise hilft er anderen aus Liebe und Mitgefühl, doch vielfach ist das Helfen-Wollen eine unbewußte Kompensation für die eigene Unsicherheit. Der Dienst an anderen ist ein gutes Mittel, ein starkes Bedürfnis nach gesellschaftlicher Anerkennung und eine Sucht nach Perfektion. Der Perfektionist läßt an sich selbst kein gutes Haar und fühlt sich tief im Innern minderwertig. Er hält sich für einen Niemand und verbringt den größten Teil seines Lebens damit, durch hektische Arbeit Wohlstand, Macht und Prestige anzusammeln, um sich selbst zu beweisen, daß er in Wirklichkeit doch kein Niemand ist. In seinen eigenen Augen und in denen der Gesellschaft stellt er den Gipfel menschlicher Hingabe dar. Er ist der große Mediziner, der sieben Tage (und Nächte) pro Woche im Labor verbringt, um die Menschheit von allen möglichen Krankheiten zu erlösen, während seine Frau unter Einsamkeit leidet und sein Sohn Selbstmord begeht. Der Menschheitsbeglücker wird wütend, wenn Frau und Kinder Ansprüche an ihn stellen, denn sein starkes Bedürfnis, die eigenen Minderwertigkeitsgefühle zu kompensieren, haben ihn völlig verblendet. In Wirklichkeit haben die Familienangehörigen recht, sie leiden schwer unter seiner subtilen Selbstsucht. Das ist genau der Grund, warum so viele Kinder von Pastoren, Missionaren und Ärzten zu rebellischen jungen Leuten werden.

Bitte mißverstehen Sie das nicht. Viele Pastoren, Missionare und Ärzte sind wirklich geisterfüllte Menschen, die genügend Zeit mit ihren Familien verbringen und sehr glücklich sind. Mein Kollege und ich arbeiten beide etwa fünfzig bis sechzig Stunden pro Woche, doch wir schaffen es immer noch, fast jeden Abend ein oder zwei Stunden mit unseren Kindern zu spielen, und wir führen eine glückliche Ehe. Alles hängt davon ab, ob man bereit ist, seine Prioritäten nach der Bibel zu setzen. Die Bibel sagt, daß ein Mann nicht Pastor sein sollte, wenn er Probleme mit seiner Familie hat oder wenn seine Kinder mißraten sind. Ein Pastor, der nicht in der Lage ist, zu Gemeindegliedern, die Ansprüche an ihn stellen, auch einmal „nein" zu sagen, ist nicht geeignet für seinen Beruf. Ein Pastor, der dem „Werk des Herrn" übermäßig viele Stunden widmet und dabei seine Familie vernachlässigt, ist in Wirklichkeit ein selbstsüchtiger Mann, der seinem eigenen Stolz und seinen selbstsüchtigen Motiven zuliebe arbeitet (obwohl er sich dessen normalerweise nicht bewußt ist).

Und so kommt es, daß diese Perfektionisten zu einem bestimmten Zeitpunkt ihres Lebens überwältigt werden von Zorn auf Gott (weil er angeblich zuviel von ihnen erwartet), auf ihre Angehörigen (aus ähnlichen Gründen), auf ihre Kinder (wegen ihrer Rebellion) und auf sich selbst (weil sie es nicht geschafft haben, vollkommen zu sein). Die Folge ist eine schwere klinische Depression, die unter ungünstigen Bedingungen sogar zum Selbstmord führen kann. Wir hoffen und beten, daß dieses Buch dazu beitragen kann, solche unnötigen und verheerenden Entwicklungen zu verhindern. Danken wir Gott, daß er alle Wunden heilen kann.

In diesem Kapitel möchten wir einige wichtige Forschungsergebnisse vorstellen, wie sich Perfektionismus (Zwanghaftigkeit) in der Kindheit entwickelt und welche unbewußten Vorgänge bei zwanghaften Persönlichkeiten ablaufen. Es ist nicht leicht, diese Wirkungsmechanismen des menschlichen Geistes in allgemeinverständlicher Sprache zu beschreiben; deshalb sollten Sie das Folgende besonders aufmerksam lesen. Den Schluß des Kapitels bildet eine kurze Erörterung über echte und falsche Schuld.

Zunächst wären Ihnen, wenn Sie eine werdende Mutter wären und das Ziel hätten, ein extrem perfektionistisches Kind hervorzubringen (was Gott verhüten möge!), die folgenden Informationen und Anweisungen sicherlich von Nutzen.

Einem psychiatrischen Handbuch zufolge ist ein zwanghafter Mensch „übermäßig streng, gehemmt, gewissenhaft, pflichtbewußt und kaum fähig, sich zu entspannen".[2] Wenn sich diese Zwanghaftigkeit zu einer Neurose ausweitet, ist der Zustand gekennzeichnet durch „... das ständige Eindringen unerwünschter Gedanken oder Verhaltensweisen, die der Patient nicht verhindern kann. Die Gedanken können aus einzelnen Wörtern, Grübeleien oder Gedankengängen bestehen, die der Patient oft als unsinnig empfindet. Die Handlungen variieren zwischen einfachen Bewegungsabläufen und komplizierten Ritualen, wie etwa wiederholtem Händewaschen. Bedrängnis und Ruhelosigkeit treten oft auf, wenn der Patient entweder daran gehindert wird, sein zwanghaftes Ritual zu vollenden, oder sich darüber Sorgen macht, daß er es nicht selbst beherrschen kann".[3]

Und so bringt man ein zwanghaftes Kind hervor:

- Reden Sie unaufhörlich, aber seien Sie körperlich wenig aktiv, und hören Sie niemals zu, wenn Ihr Kind etwas sagt.
- Erwarten Sie von Ihrem Kind vom Tag seiner Geburt an perfekte Manieren und Etikette. Dulden Sie keine Fehler.
- Seien Sie introvertiert. Lassen Sie Ihr Kind nicht sehen, wie Sie normalen Umgang mit anderen Menschen pflegen.
- Seien Sie sehr kritisch gegenüber den Menschen in Ihrer Umgebung – einschließlich Ihres Pastors, Ihrer Nachbarn, Ihres Mannes und vor allem Ihres Kindes.
- Seien Sie überheblich.
- Achten Sie darauf, daß Sie nicht nur Ihre Kinder, sondern auch Ihren Mann beherrschen. Das ist sehr wichtig.
- Bringen Sie Ihrem Kind bei, daß „brave" Kinder anderen Kindern überlegen sind und in den Himmel kommen.
- Stellen Sie sich selbst nicht vollends unter Gottes Herrschaft,

und üben Sie Kritik an den religiösen Überzeugungen der Großeltern Ihres Kindes.

- Erzählen Sie Ihrem Kind, sein Vater sei der Herr im Haus, doch in Wirklichkeit darf er nur die Rolle des Hampelmanns spielen.
- Sorgen Sie dafür, daß Ihr Kind bis zum Ende des zwölften Lebensmonats sauber ist und freiwillig zur Toilette geht.
- Gehen Sie knauserig mit Ihrem Geld um. Sparen Sie stets für die Zukunft, und lassen Sie diese Zukunft niemals zur Wirklichkeit werden.
- Legen Sie mehr Nachdruck auf den Buchstaben als auf den Geist des Gesetzes. Stellen Sie strenge Regeln auf, und lassen Sie keinerlei Ausnahmen zu.
- Seien Sie prüde und sorgen Sie dafür, daß Ihr Kind sich dafür schämt, ein sexuelles Wesen zu sein.

Die Forschung hat ergeben, daß zwanghafte Kinder nach Grundsätzen dieser Art erzogen wurden. Und dies stimmt auch mit meinen eigenen Eindrücken völlig überein. Grundsätzlich betrachtet kann ein gewisses Maß an Zwanghaftigkeit einem Menschen sehr nützlich sein, denn es hilft ihm, fleißig, gewissenhaft und tugendhaft zu sein. Fast alle Ärzte und Medizinstudenten, mit denen wir Persönlichkeitstests durchgeführt haben, wiesen mehrere zwanghafte Züge auf. Würden sie nicht planvoll und fleißig arbeiten, könnten sie den harten Anforderungen des Medizinstudiums und des Berufslebens nie gerecht werden. Und wie bereits gesagt sind auch viele Theologiestudenten und Geistliche eher zwanghafte Persönlichkeiten. Ihre Prägung kann ihnen helfen, Großes zu leisten; vorausgesetzt, sie wissen gleichzeitig auch, wie man sich entspannt und das Leben genießt. Ich bin sicher, daß der Apostel Paulus einige gesunde zwanghafte Tendenzen hatte; und vielleicht mußte er auch einige weniger gesunde überwinden. Die Zwanghaftigkeit kann jedoch außer Kontrolle geraten, wenn wir als Eltern die oben aufgeführten dreizehn Regeln anwenden.

Nehmen wir also an, Sie haben all diese Anweisungen befolgt und ein extrem unsicheres, perfektionistisches Kind hervorgebracht, das mittlerweile verheiratet und dabei ist, sein Studium *magna cum laude* abzuschließen. Nennen wir Ihren Sohn Robert P. („P" steht für Perfektionismus), und dringen wir in die tiefsten Tiefen seiner unbewußten Gedanken ein. Nun, da er erwachsen ist, wollen wir die unbewußten Wirkungsmechanismen seines Geistes genau unter die Lupe nehmen.

Als erstes bemerken wir, daß Robert P. in allem, was er tut, ein *Perfektionist* ist. Er ist übermäßig pflichtbewußt und gewissenhaft, und er *arbeitet* viel. Er ist unfähig, sich zu entspannen, und er ist hart gegen sich selbst und alle, die ihm nahestehen. Weil sein Gewissen so gut funktioniert, ist er besonders anfällig für Depressionen. Robert hat sein Leben lang hart gearbeitet, doch er ist davon überzeugt, nie genug getan zu haben.

Hinzu kommt, daß Robert dazu neigt, all seine körperlichen und geistigen Reserven auszuschöpfen. Finanziell ist er erfolgreich, doch trotz seines Erfolges ist er nie zufrieden, weil er tief in seinem Innern immer noch mehr von sich verlangt. Robert ist sehr intelligent, doch gleichzeitig wirkt er oft kalt. *Er interessiert sich mehr für Tatsachen als für Gefühle,* denn Gefühle sind schwieriger zu kontrollieren als Tatsachen. Robert P. hat *ein intensives Bedürfnis, sich selbst, seine Gedanken und die Menschen in seiner Umgebung zu beherrschen.* Die Beschäftigung mit intellektuellen Dingen verhindert weitestgehend den Kontakt mit unangenehmen oder angenehmen Gefühlen. Roberts Abneigung gegen Gefühle liegt in seinen vielen Unsicherheiten begründet. Mit anderen Worten, indem er sich streng beherrscht, ist er in der Lage, einen großen Teil der tiefen Unsicherheiten, die er empfindet, in Schach zu halten. Sobald er nicht mehr fähig ist, diese Unsicherheiten zu kontrollieren, wird er depressiv.

Robert P. ist ein sehr gehorsamer, sich unterordnender Mensch. Doch sein Zorn macht ihm zu schaffen, und gelegentlich bricht eine trotzige Wut aus ihm heraus. Ein innerer Konflikt zwischen Gehorsam und Trotz ist die Folge, und sofort machen sich Angstgefühle breit. Diese Angst ist nichts anderes als eine *Angst vor Autorität,* und sie treibt ihn sofort zurück in den Gehorsam. Die Angst erinnert ihn an die Ablehnung, die er von seiner Mutter erfuhr, wann immer er zornig auf sie wurde. Diese Angst ist es, die sein Pflichtbewußtsein, seine Gewissenhaftigkeit und Güte hervorbringt. So stammen viele von Roberts positiven Eigenschaften in Wirklichkeit nicht aus gesunden Quellen, sondern aus seiner Angst vor der Ablehnung der Eltern. Auch sein Selbstwertgefühl ist hiervon beeinflußt. Robert erinnert sich an frühe Kindheitserlebnisse, bei denen er nur *unter bestimmten Bedingungen angenommen* war, zum Beispiel wurde ihm Liebe je nach Bravsein oder Leistung zuteil. All diese Dinge führten dazu, daß Robert zu einem extremen Perfektionisten wurde, der niemals mit sich zufrieden ist und sich *innerlich ständig selbst schlecht macht.* Als Erwachsener fühlt sich Robert P. unsicher in seinen Beziehungen zu anderen und auch zu Gott. Da ihm von seinen Eltern nur bedingte Liebe zuteil wurde, erwartet er von Gott normalerweise das gleiche. So hat er oft Probleme mit seinem Glauben, und *er zweifelt oft an seiner Erlösung.* Um diesen Zweifeln entgegenzuwirken, nimmt Robert einen *extrem strenggläubigen* Standpunkt ein. Er legt äußersten Nachdruck auf die Souveränität Gottes bis hin zu der Auffassung, der Mensch hätte nicht die geringste Verantwortung im Blick auf seine Errettung. Natürlich besteht die einzige menschliche Verantwortung im Blick auf die Erlösung darin, an Jesus Christus zu glauben. Für Robert jedoch geht die Souveränität Gottes noch weiter, denn er muß ja seine Schuldgefühle abwehren und seine tiefsitzende Angst vor Zurückweisung beherrschen.

Sich selbst und seine Frau sieht Robert sehr kritisch, und sein ständig kritisierendes Wesen beeinträchtigt die Ehe stark. Innerlich ist Robert aber auch durch unbändigen Zorn geprägt. Man muß ihn nur für kurze Zeit genau beobachten, um zu spüren, wie zornig er in Wirklichkeit ist. Das zeigt sich an seinem Gesichtsausdruck und in vielen seiner Bewegungen ebenso wie an seiner steifen Haltung.

Der Zeitrahmen, auf den sich dieser zwanghafte Mensch normalerweise bezieht, ist die *Zukunft*. Robert strebt und plant ständig auf zukünftige Ziele zu. Er ist nie zufrieden mit der Gegenwart. Von Tag zu Tag setzt er sich stärker ein. Wann immer jedoch Roberts Depressionen zunehmen, verlagert sich sein Denken von der Zukunft in die Vergangenheit, und er grübelt über vergangene Fehler und Mißerfolge nach.

Es gibt mehrere wichtige Verteidigungstaktiken, die Robert P. anwendet, um sich selbst zu täuschen. Eine dieser Taktiken ist die *Isolation*, um die meisten seiner Gefühle, deren er sich sowieso selten bewußt ist, völlig in sich zu verschließen. Ein weiterer Verteidigungsmechanismus ist die *Wiedergutmachung*. Robert hat viele Schuldgefühle und versucht ständig, Dinge, die er falsch gemacht hat, wiedergutzumachen. Auch über diese Abläufe ist er sich natürlich nicht bewußt. Wieder ein anderer Verteidigungsmechanismus, den Robert unbewußt einsetzt, ist das *Reaktionsverhalten*. Er schützt sich gegen Impulse und Gefühle, indem er genau das Gegenteil von dem tut, was er eigentlich gerne tun würde. Zum Beispiel führt er seinen eigenen privaten Kreuzzug gegen die sexuelle Unmoral, um den starken sexuellen Wünschen, die er unterdrückt, entgegenzuwirken. Diese verschiedenen Arten der Verteidigungen helfen ihm vorübergehend, Depressionen zu vermeiden. Es wäre einfach niederschmetternd für ihn, sich all seines Zorns, seiner Ängste, Schuldgefühle und sündhaften Wünsche auf einen Schlag bewußt zu werden, also betrügt er statt dessen sich selbst. Was Robert P. wirklich braucht, ist eine christliche Psychotherapie oder eine Hinführung zu echtem Glauben, damit er allmählich wichtige Einsichten über sich selbst gewinnen und sein Leben mit Christi Hilfe nach und nach ändern kann. Darum geht es bei der Heilung – um den verantwortungsvollen Umgang mit der Wahrheit über uns selbst.

Robert P. verfügt auch über viele unbewußte Rituale. Diese Rituale helfen ihm, seine Ruhelosigkeit zu beherrschen, und sie dienen ebenso dazu, menschliche Nähe abzuwehren. Menschliche Nähe würde schließlich Gefühle wecken, und seine Gefühle sind schwer zu beherrschen.

Roberts *Hauptsorgen sind Zeit, Schmutz und Geld*. Als er noch ein kleines Kind war, drehte sich alles um die Zeit. Jeden Abend, wenn er ins Bett oder ins Bad gehen sollte, focht Robert einen Kampf mit seiner Mutter aus. Diese Züge aus der frühen Kindheit gruben sich tief ein und blieben bis ins Erwachsenenalter erhalten, so daß sich Robert P. auch heute noch viele Gedanken um die Zeit macht. Ums Geld sorgt er sich, weil es ihm Ansehen und Einfluß einbringt. Schmutz wird in Roberts Denken zum Symbol der sündhaften Wünsche und Motive, die er unbewußt unterdrückt. Er ist normalerweise ein sehr gepflegter und sauberer Mensch. Von seiner Frau verlangt er, daß sie das Haus makellos sauber hält. Wenn er sich ernsthaft schuldig fühlt, wäscht er sich wiederholt die Hände, um symbolisch seine Sünden abzuwaschen, wie es auch Pilatus beim Prozeß gegen Jesus tat. Anders als Pilatus jedoch denkt Robert an etwas anderes und ist sich nicht bewußt, warum er dieses Ritual vollführt.

Robert P. fühlt sich unsicher, ohnmächtig, hoffnungslos und orientierungslos in einer unberechenbaren Welt. Da er diese Unsicherheiten nicht beherrschen kann, entwickelt er ein übersteigertes Bedürfnis nach Herrschaft. Er gibt sich sehr selbstbewußt, und oft gelingt es ihm sogar, sich selbst vorzumachen, daß er es sei. Zumindest gelingt es ihm normalerweise, seine Mitmenschen davon zu überzeugen. Robert verspürt auch einen starken Drang, *auf intellektuellem Gebiet alles zu wissen*. Auch hier geht es ihm hauptsächlich um Herrschaft. Trotz seines selbstbewußten Auftretens fällt es Robert oft schwer, Entscheidungen zu treffen, denn ihm könnte ja eine Fehlentscheidung unterlaufen, und er kann es nicht ertragen, im Unrecht zu sein.

Er sucht in allen Dingen die letzte Wahrheit. Das schließt theologische Gebiete mit ein. Wenn er theologische Fragen nicht in eindeutiger Weise beantwortet sieht, sind Depressionen die Folge. Seine Unsicherheit versucht er durch strenge Regeln zu beherrschen, und seine philosophischen Diskussionen über bestimmte Themen sind oft nur eine Methode, sich der Verantwortung zu entziehen. So kann er zum Beispiel stundenlang darüber reden, was es heißt, ein guter Vater und Ehemann zu sein. Auf diese Weise umgeht er es, selbst einer sein zu müssen.

Obwohl Robert normalerweise ein sehr pünktlicher, ordentlicher und gewissenhafter Mensch ist, fällt er bisweilen ins absolute Gegenteil. Statt pünktlich zu sein, kommt er beispielsweise zu spät. Wie bereits gesagt, entstammen seine perfektionistischen Züge nicht einer gesunden Motivation, sondern der Angst vor Autorität. Die nichtperfektionistischen Züge (Unordentlichkeit usw.) entspringen seinem trotzigen Zorn und seiner Wut darüber, gehorsam sein zu müssen.

Fast immer sind für Robert Tatsachen wichtiger als Gefühle. Er versucht geradezu, mit seinem Verstand zu fühlen, mit anderen auf theoretischer Ebene zu kommunizieren, um Emotionen zu vermeiden.

Zudem ist Robert sehr stur. Diesen Zug hat er sich schon in frühester Kindheit angeeignet, als er den Wünschen seiner Eltern gegenüber störrisch war.

Kurz, Robert P. ist ein Mensch mit großer innerer Zerrissenheit. In dem Bestreben, seine Ruhelosigkeit zu beherrschen, entwickelt er viele Verteidigungsmechanismen; doch wie bei so vielen anderen zwanghaften Menschen sind die Folge letztlich doch Depressionen, denn irgendwann wird der rigide Lebensstil die starken inneren Triebe nicht mehr ausreichend beherrschen können.

Wenn wir das Persönlichkeitsbild unseres Musterperfektionisten studierten, würden wir schließlich die folgenden zwanghaften Züge entdecken. Manche dieser Züge sind nützlich und helfen ihm, beruflich voran zu kommen. Andere dagegen sind krankhaft und führen letztlich zu Depressionen.

Der zwanghafte Mensch
- ist perfektionistisch
- gepflegt
- sauber
- ordentlich
- pflichtbewußt
- gewissenhaft
- sorgfältig
- macht seine Arbeit gut
- arbeitet hart
- ist unfähig, sich zu entspannen
- cholerisch
- übertrieben gewissenhaft
- macht sich zu viele Sorgen
- sein Gewissen ist übermäßig streng
- sein Denken ist starr
- er ist unflexibel
- rationalisiert oft, um sich selbst zu täuschen und zu verteidigen
- flüchtet sich in den Intellekt, um Gefühle zu vermeiden
- kann gut lernen
- kann gut organisieren
- interessiert sich mehr für Tatsachen als für Gefühle
- wirkt kalt
- wirkt ausgeglichen
- neigt zu Haarspaltereien
- ist (manchmal) antiautoritär
- ist zwischen Gehorsam und Trotz hin- und hergerissen
- normalerweise gewinnt der Gehorsam, doch gelegentlich gewinnt auch der Trotz
- der Gehorsam führt zu Wutausbrüchen
- Trotz führt zu Angst

- die Ängste führen zu perfektionistischen Zügen
- die Wutausbrüche führen zu nichtperfektionistischen Zügen
- eines seiner Grundprobleme ist trotziger Zorn
- er weist viele gegensätzliche Züge auf: Gewissenhaftigkeit – Nachlässigkeit; Ordnung – Unordnung
- seine drei größten Sorgen sind: Schmutz (er ist sehr sauber), Zeit (er ist sehr pünktlich), Geld (er braucht ein Gefühl der Sicherheit)
- er muß sich und andere, die ihm nahestehen, beherrschen
- braucht Macht
- ist sehr ehrgeizig
- hält seine Gefühle vor anderen geheim
- fühlt mit seinem Verstand (er ist zu logisch)
- eine seiner Verteidigungsstrategien ist die Isolation der Gefühle
- eine andere Verteidigungsstrategie ist Wunschdenken (er bildet sich ein, mehr Macht zu haben, als er wirklich hat)
- eine weitere Verteidigung ist Reaktionsverhalten
- eine weitere Verteidigung ist Wiedergutmachung
- er bemüht sich, mit anderen auf theoretischer Ebene zu kommunizieren
- fürchtet sich vor Gefühlen menschlicher Wärme (die in seinen ersten Lebensjahren in Abhängigkeitsbeziehungen auftraten)
- verschiebt Vergnügungen (unbewußte Schuld)
- lebt in der Zukunft
- in seinem sexuellen Leben gibt es wenig Abwechslung
- es mangelt ihm an Spontanität
- er ist sehr unsicher
- theologisch bezieht er eine extrem calvinistische Position – er sehnt sich danach, die unüberschaubare Welt zu beherrschen und seiner eigenen Verantwortung zu entgehen
- er braucht Anerkennung und Sicherheit
- sehnt sich nach abhängigen Beziehungen

- gleichzeitig fürchtet er sich davor
- Moral spielt eine große Rolle für ihn
- empfindet sich als hilflos
- braucht ein Gefühl der Allmacht
- dieses Gefühl der Allmacht setzt er an die Stelle echten Gelingens
- es fällt ihm schwer, sich hinzugeben
- er fürchtet sich vor dem Verlust seiner Herrschaft
- er konzentriert sich auf unwichtige Einzelheiten
- setzt Techniken ein, um seinen Zorn zu verbergen – er schüttelt oft Hände
- sein Händedruck ist fest
- er hat Gefühle der Machtlosigkeit
- hat einen außerordentlich starken Eigenwillen
- meidet die Erkenntnis seiner eigenen Fehlbarkeit
- benutzt seine Abwehrmechanismen, um aggressive Impulse zu beherrschen
- vermeidet echte Konflikte durch zwanghaftes Denken (d. h. er versteift sich auf einen obsessiven Ersatzgedanken)
- ist kleinlich (knausert mit seiner Liebe und seiner Zeit)
- halsstarrig
- pünktlich
- anspruchslos
- geizig
- diszipliniert
- hartnäckig
- man kann sich in vieler Hinsicht auf ihn verlassen
- er ist zuverlässig
- hat ein überentwickeltes Über-Ich
- fühlt sich nur dann wohl, wenn er alles weiß
- besteht in allen Dingen auf einer letztgültigen Wahrheit
- hat übersteigerte Erwartungen an sich und andere
- wirkt stark, entschlossen und tatkräftig, ist es aber nicht; statt dessen ist er unsicher, unentschlossen und schwankend; er folgt starren Regeln, um seine Unsicherheit zu beherrschen

- will vollkommen erscheinen
- theologisch hat er Zweifel an seiner eigenen Erlösung
- er schreibt seinen Gedanken eine übertriebene Macht zu (Allwissenheit der Gedanken = parataktisches Denken)
- Worte werden zu einem Ersatz für verantwortliches Handeln
- er zweifelt viel, weil er die Möglichkeit sieht, unrecht zu haben; er fürchtet sich davor, sich als fehlbar zu erweisen
- überprüft immer wieder die Türverriegelung, um sich Sicherheit zu verschaffen
- in Liebesbeziehungen ist er vorsichtig, denn Liebe führt zur Anteilnahme an den Gefühlen eines anderen, über die er keine Herrschaft hat
- es fällt ihm leichter, Zorn auszudrücken als Wärme, denn er vergrößert den Abstand
- leistet viel bei Aufgaben, die starke Konzentration erfordern
- seine Eltern waren normalerweise beherrschend und verlangten völlige Hingabe
- gaben ihm nur ein Minimum an Liebe
- als Kind fühlte er sich nur unter bestimmten Bedingungen angenommen
- in seinem Denken ist alles entweder schwarz oder weiß
- er müht sich ab, Übermenschliches zu leisten, um die Unsicherheiten in seiner Welt zu überwinden
- verachtet seine eigene Unentschlossenheit
- neigt zu Extremen
- seine Grenzen zu akzeptieren, ist seiner Ansicht nach gleichbedeutend mit durchschnittlich sein
- er hat ein grandioses Bild von sich selbst
- ist kritisch
- aber er kann Kritik an sich selbst nicht ertragen
- Rituale sind ihm wichtig
- in seiner Sicht ist jede Verbindlichkeit gleichbedeutend mit Abhängigkeit und Verlust der Kontrolle
- die Verbindlichkeit einer Ehe fällt ihm schwer, bloßes Zusammenleben wäre ihm lieber

- er lebt in der Zukunft
- spart für ein Morgen, das niemals kommt
- ignoriert zeitliche Begrenzungen
- verschließt die Augen vor dem Tod
- sein Beharren auf Ehrlichkeit in der Ehe führt dazu, daß er gelegentlich alles auf einmal sagt, was ihn stört
- es fällt ihm schwer, Fehler zuzugeben
- sein Werben um eine Frau ist manchmal durch übertriebene Vorsicht oder Zurückhaltung gekennzeichnet
- er selbst bleibt so unverbindlich wie möglich, erwartet aber in Beziehungen maximale Verbindlichkeit
- jeder Partner in der Ehe geht seinen eigenen Interessen nach
- die Intimität ist begrenzt
- in der Ehe achtet er darauf, nicht mehr als seinen minimalen Beitrag zu leisten
- er muß in seiner Ehe meistens für seinen Partner mitdenken
- Sex ist unspontan und routinemäßig
- perfektionistische Frauen haben Schwierigkeiten mit dem Orgasmus
- perfektionistische Männer haben manchmal Probleme mit vorzeitiger Ejakulation; eine Folge der Spannung, die sich aus ihrer Angst vor Kontrollverlust ergibt
- wenn seine zwanghaften Verteidigungsmechanismen nicht mehr funktionieren, sind Depressionen die Folge
- auf theologischem Gebiet legt er besonderen Nachdruck auf untergeordnete Lehrfragen
- er liebt Listen
- ist im Umgang mit sich selbst und anderen gesetzlich
- chronisch sorgenvoll
- geldorientiert, knauserig und pedantisch

Es bietet sich an, dieses Kapitel mit einer kurzen Erörterung zum Thema Schuldgefühle abzuschließen. Schuldgefühle sind eine verbreitete Ursache von Depressionen, denn sie sind eine Form von unterdrücktem Zorn. Schuldgefühle sind Zorn auf sich selbst. Wie jeder andere lädt ein Perfektionist echte Schuld auf sich, wenn er sündigt, doch darüber hinaus hat er ein erhebliches Maß an *falschen Schuldgefühlen* (Schuldgefühle für etwas, das in Wirklichkeit keines der Gebote Gottes verletzt). Zwischen echter und falscher Schuld gibt es einen entscheidenden Unterschied.

Freud war offenbar der Meinung, daß alle Schuld falsche Schuld sei – daß die Schuldgefühle selbst etwas Schlechtes seien. Die meisten Psychiater, bei denen wir studiert und mit denen wir zusammengearbeitet haben, stimmen mit der Freudschen Sicht überein, nach der Schuldgefühle immer etwas Ungesundes sind. Dem widersprechen wir entschieden. Unserer Meinung nach sind echte Schuldgefühle das unangenehme innere Bewußtsein, daß man ein Gebot Gottes übertreten hat. Sie entstehen teilweise durch das Wirken des Heiligen Geistes und teilweise durch unser eigenes Gewissen. Unser Gewissen ist das, was Freud das Über-Ich nannte. Es wird durch viele Einflüsse unserer Umwelt geformt; zum Beispiel durch das, was unsere Eltern als richtig und falsch gelehrt haben, was unsere Eltern als richtig und falsch praktizierten (was nicht immer dasselbe ist wie das, was sie lehrten), was unsere Gemeinde als richtig und falsch lehrte, was die Leute in unserer Gemeinde als richtig und falsch praktizierten, was unsere Freunde für richtig und falsch halten und was unsere Lehrer für richtig und falsch halten. Wenn wir die Bibel gut kennen, wurde unser Gewissen auch durch das geformt, was die Bibel richtig und falsch nennt, doch selbst das verstehen wir gemäß unserer eigenen Interpretation oder manchmal Fehlinterpretation. Kein menschliches Gewissen gleicht einem anderen. Gottes Heiliger Geist ist immer im Recht, doch unser Gewissen ist häufig im Unrecht. Jemand mit einem unreifen Gewissen kann etwas Falsches tun, ohne zu wissen, daß es falsch ist; in diesem Fall wird ihn sein Gewissen nicht belästigen. Umgekehrt mag jemand, dem man beigebracht hat, alles als Sünde zu sehen, ein zu stark ausgeprägtes Gewissen haben. In diesem Fall wird ihn sein Gewissen belästigen, selbst wenn er Dinge tut, die Gott selbst nicht als falsch betrachtet. Das ist es, was wir falsche Schuldgefühle nennen: sich für etwas schuldig zu fühlen, das Gott und sein Wort in keiner Weise verurteilen.

Echte Schuldgefühle sind wertvoll. Gott benutzt sie, um unsere Einstellung zu unserem Handeln zu verändern. Um nichts anderes geht es in der Buße. Wenn wir dann das Richtige anstelle des Falschen tun, sind wir in Gemeinschaft mit Gott, und wir werden auch mehr im Einklang mit uns selbst sein. Das Falsche zu tun erniedrigt unser Selbstwertgefühl; das Richtige zu tun verstärkt es. In unserer Erfahrung als Psychiater war meistens echte Schuld die Ursache, wenn ein Mensch uns sagte, er fühle sich schuldig. Er fühlte sich schuldig, weil er schuldig *war.* Und das Falsche, das er tat, in Ordnung zu bringen, war manchmal alles, was nötig war, um auch seine depressiven Gefühle zu beseitigen. Doch zu uns sind auch viele Christen gekommen, besonders aus sehr gesetzlichen Gemeinden, die Schuldgefühle über Dinge zum Ausdruck brachten, die die Bibel in keiner Weise verurteilt. Zum Beispiel fühlen sich manche schuldig, weil sie versucht werden. Versucht zu werden ist keine Sünde. Die Sünde besteht darin, sich mit dieser Versuchung zu beschäftigen und ihr nachzugeben. Selbst Christus wurde versucht: „Denn wir haben nicht einen Hohenpriester, der nicht könnte mit leiden mit unserer Schwachheit, sondern der versucht worden ist in allem wie wir, doch ohne Sünde“ (Hebräer 4,15).

Der Apostel Paulus schrieb über Christen, die es für eine Sünde hielten, Fleisch zu essen, das zuvor den Götzen geopfert worden war (siehe 1. Korinther 8). Zur Zeit des Apostels brachten die Menschen Opfergaben in die heidnischen Tempel. Die Priester schnitten dann das Fleisch und verkauften es, um etwas Taschengeld zu verdienen. Sie verkauften solches Fleisch billiger als der Metzger um die Ecke. In manchen Städten, in denen Paulus predigte, hielten es die Christen für unmoralisch, solches Fleisch zu kaufen, da es den Götzen geweiht worden war. Es ist verständlich, wie sie auf diesen Gedanken kamen; man muß sie für ihren Willen, das Richtige tun zu wollen, loben. In anderen Städten jedoch meinten die Christen, es sei überhaupt nichts dabei, Fleisch zu kaufen, daß den Götzen geopfert worden war. Es war billiger, und sie konnten so ihr Geld viel sinnvoller einsetzen, anstatt es für das teuere Fleisch beim Metzger zu verschwenden. Der Apostel Paulus sagte, Gott selbst habe ihm offenbart, daß es in Ordnung sei, Götzenopferfleisch zu essen. Gott sagte ihm, daß daran in seinen Augen nichts Unmoralisches sei. Doch er ermahnte Paulus, seine Freiheit nicht vor Christen mit schwächerem Gewissen zur Schau zu stellen (schwächer im Sinne von leichter verletzbar). Also verzichtete Paulus auf Götzenopferfleisch, wann immer er in eine Stadt kam, wo die Christen es für falsch hielten. Das war Diplomatie, nicht Heuchelei, und Paulus tat es zweifellos aus Liebe und Anteilnahme. Er hatte wichtigere Dinge weiterzugeben und wollte sein Zeugnis nicht beeinträchtigen. Wenn er einige seiner Zuhörer verletzt hätte, indem er Götzenopferfleisch gegessen hätte, so wäre dadurch seine Botschaft auf taube Ohren gestoßen. Er wußte, wenn Menschen etwas als falsch betrachten, kann nicht einmal eine direkte Botschaft von Gott ihre Meinung ändern!

Paul Tournier, ein christlicher Arzt aus der Schweiz, nennt echte Schuldgefühle „Wert-Schuldgefühle" und falsche „funktionale Schuldgefühle". Er schreibt: „Ein Gefühl *funktionaler Schuld* ergibt sich aus gesellschaftlicher Suggestion, aus Angst vor Tabus oder vor dem Verlust der Liebe anderer. Ein *Wert-Schuldgefühl* ist das echte Bewußtsein, gegen einen tatsächlich bestehenden Maßstab verstoßen zu haben; es ist eine freie Beurteilung des Selbst durch das Selbst. Aus dieser Sicht besteht ein völliger Gegensatz zwischen diesen beiden Schuldgefühle verursachenden Mechanismen, von denen der eine aufgrund von gesellschaftlicher Suggestion, der andere aufgrund von moralischer Überzeugung funktioniert... *Falsche Schuldgefühle* sind diejenigen, die durch die Urteile und Beeinflussungen von Menschen entstehen. *Echte Schuldgefühle* entstehen durch das Urteil Gottes... Daher ist echte Schuld oft etwas ganz anderes als das, was uns ständig durch unsere Angst vor sozialer Verurteilung und menschlicher Ablehnung niederdrückt. Wir werden in dem Maße von diesen Dingen unabhängig, in dem wir abhängig von Gott werden."

Dr. O. Quentin Hyder verfolgt die Wurzeln falscher Schuldgefühle bis in die Kindheit zurück: „Die Ursachen falscher Schuldgefühle gehen bis in die Erziehung in der Kindheit zurück. Ein zu starres Über-Ich oder Gewissen kann sich nur entwickeln, wo Eltern zu starre Erwartungen oder Maßstäbe aufstellen. Wenn zum Beispiel Eltern ihre Kinder übermäßig schimpfen, verurteilen, richten und anklagen, sobald sie nicht ihren Erwartungen entsprechen, bewirken sie, daß die Kinder mit einer verdrehten Vorstellung davon aufwachsen, was angemessene Maßstäbe sind. Nachtragende Eltern, die übermäßig strafen, verstärken die Schuldgefühle. Angemessene und richtige Strafen, die in Liebe und mit Erklärungen angewandt werden, beseitigen die Schuldgefühle. Manche Eltern geben ihren Kindern zu wenig Ermutigung, Lob, Dank, Glückwünsche oder Anerkennung. Statt dessen sind sie nie zufrieden. Wieviel das Kind in einem Schulfach, einem Spiel, einer Sportart oder im sozialen Umgang auch leisten mag, die Eltern lassen es ihre Unzufriedenheit spüren, weil es seine Sache nicht noch besser gemacht hat. Das Kind lernt, sich selbst als ständigen Versager zu sehen, und es fühlt sich schuldig, weil es versagt hat. In seinem Alter erkennt es noch nicht, welchen Schaden seine Eltern seinem zukünftigen Selbstwertgefühl zufügen. Es wächst in der Überzeugung auf, daß alles, was nicht vollkommen ist, Versagen sei. Selbst wenn es das Beste leistet, zu dem es fähig ist, wächst es doch mit dem Gefühl auf, schuldig und minderwertig zu sein.

Als Erwachsener leidet ein solcher Mensch dann an neurotischen oder falschen Schuldgefühlen, niedriger Selbsteinschätzung, Unsicherheit und einer pessimistischen Erwartungshaltung bezüglich all seiner Unternehmungen und Ambitionen.

Die Schuld gibt er sich selbst, und das führt zu nach innen gewandtem Zorn. Er versucht, sich selbst für seine Gefühle der Wertlosigkeit zu bestrafen. (Sein Versagen verdient es, verurteilt und bestraft zu werden, und da das niemand anderes für ihn tun kann, bestraft er sich selbst.) Diese Selbstbestrafung, die zum Teil aus Zorn und zum Teil aus Feindseligkeit besteht, führt unweigerlich zu Depressionen. Sie kann auch psychosomatische Beschwerden und sonstige krankhafte Verhaltensweisen hervorrufen."[6]

Hyder meint, das einzige Heilmittel gegen falsche Schuldgefühle sei, sie zu verstehen und als das zu beurteilen, was sie wirklich sind. Gefühle der Bitterkeit und des Stolzes müssen von dem getrennt werden, was der Patient als Schuld interpretiert. Der Patient muß begreifen, daß er kein Recht hat, sich selbst zu verurteilen – nur Gott hat dieses Recht, und als Christen sollten wir alles Urteilen und Verurteilen Gott allein überlassen. Danach sollte der Patient sich neue Ziele setzen, die realistisch und erreichbar sind, und sich nicht länger mit anderen vergleichen, die in bestimmten Bereichen begabter sind als er. Statt dessen sollte er seine Leistung mit dem vergleichen, was Gott seiner Meinung nach von ihm erwartet. Gott erwartet von uns und unseren Kindern nicht, daß wir in diesem Leben die sündlose Vollkommenheit erreichen. Doch er möchte, daß wir in unserem Leben nach seinem Willen suchen, so gut wir können.

Der Apostel Paulus vergleicht das Eingehen in das christliche Leben mit dem Eingehen in die Sabbatruhe (siehe Hebräer 4,1-9). Gott möchte, daß wir in ihm und in seiner Kraft ruhen. Martin Luther kämpfte jahrelang mit den gesetzlichen Anforderungen seiner Religion, bis er endlich klar erkannte, daß „der Gerechte aus Glauben leben" wird (Römer 1,17) und „daß der Mensch gerecht wird ohne des Gesetzes Werke, allein durch den Glauben" (Römer 3,28). Von da an erwartete er seine Erlösung von Gottes Gnade und nicht von seinen eigenen guten Werken. Im Jahre 1529 schrieb Luther das berühmte

Lied „Ein feste Burg ist unser Gott“ nieder. In diesem Lied drückt Luther seine Erkenntnis aus, daß unser Gott ein allmächtiger Gott ist und daß wir ihn unsere Schlachten für uns gewinnen lassen und in seiner Kraft statt in unserer eigenen ruhen sollten. In der zweiten Strophe des Liedes nennt Luther Gott bei seinem alttestamentlichen Namen „Herr Zebaoth“, der übersetzt „Herr der Heerscharen“ bedeutet und auf Gottes Allmacht hinweist. Schauen wir uns diese zweite Strophe an:

Mit unserer Macht ist nichts getan, wir sind gar bald verloren;
es streit für uns der rechte Mann, den Gott hat selbst erkoren.
Fragst du, wer der ist? Er heißt Jesus Christ,
der Herr Zebaoth, und ist kein andrer Gott;
das Feld muß er behalten.

Manche Christen stellen sich Gott als einen gemeinen alten Mann mit einer Peitsche in der Hand vor, der nur darauf wartet, daß wir eine seiner strengen Regeln übertreten, um uns mit seiner Peitsche zu schlagen. Doch der Gott der Bibel ist ganz anders. Gott ist vollkommene Liebe und volkommene Gerechtigkeit. Gott hat nicht Regeln aufgestellt, um uns strafen zu können, wenn wir sie übertreten. Er gab uns Grundsätze, nach denen wir leben können, damit wir das überfließende Leben und die Früchte des Geistes genießen können. Gott hat für die menschliche Natur ebenso wie für die physikalische Natur Gesetze aufgestellt. Wenn wir uns nicht an Gottes Grundsätze halten,werden wir unter den natürlichen Konsequenzen zu leiden haben, die er dafür vorgesehen hat. Sünde ist die Übertretung jener Gesetze oder Grundsätze, die Gott aufgestellt hat (siehe 1. Johannes 3,4). Wir alle haben viele Male gesündigt. Paulus sagt: „Sie sind allesamt Sünder und ermangeln des Ruhmes, den sie bei Gott haben sollten“ (Römer 3,23). Er sagt uns, daß der letzte Lohn dieser Sünde der ewige Tod in der Hölle ist, doch daß Gott in seiner vollkommenen Liebe und Gnade das freie Geschenk des ewigen Lebens und der Vergebung für all unsere Sünden anbietet – die der Vergangenheit, der Gegenwart und der Zukunft (siehe Johannes 1,12; 3,15; Römer 6,23; 10,13; Epheser 2,8–9).

Wenn ein Mensch Christ wird, ist er eine neue Schöpfung. Paulus schreibt: „Ist jemand in Christus, so ist er eine neue Kreatur; das Alte ist vergangen, siehe, Neues ist geworden" (2. Korinther 5,17). Das bedeutet jedoch nicht, daß er die sündlose Vollkommenheit erlangt hat. Weit gefehlt! Die Heiligung, der Prozeß, durch den wir allmählich Christus immer ähnlicher werden, findet nun im Leben des im Glauben wachsenden Christen statt. Wie ein neugeborenes Kind Milch braucht, so braucht ein neugeborenes Gotteskind – der neue Christ – eine Menge geistlicher Milch. Der Apostel Petrus schreibt: „Seid begierig nach der vernünftigen lauteren Milch wie die neugeborenen Kindlein, damit ihr durch sie zunehmt zu eurem Heil" (1. Petrus 2,2). Mit dieser „Milch" ist natürlich Gottes Wort gemeint – die Bibel. Die tägliche Bibellese ist ein Muß, wenn wir kontinuierlich im geistlichen und seelischen Bereich wachsen und reifen wollen. Es gibt keinen Grund, warum Kinder nicht schon sehr früh mit dem Bibellesen anfangen sollten. Denken Sie darüber nach, ob Sie nicht für ein zweijähriges Kind ein illustriertes Buch mit biblischen Geschichten benutzen und einem vierjährigen Kind kurze Bibelverse beibringen können. Denken Sie an die Gelegenheit, als Jesu Jünger drauf und dran waren, einige Kinder zu verscheuchen, damit sie ihn nicht belästigten. Christus sagte zu seinen Jüngern: „Laßt die Kinder zu mir kommen und wehret ihnen nicht; denn solchen gehört das Reich Gottes" (Markus 10,14). Dann erklärte er ihnen, daß selbst Erwachsene, um Anteil am Reich Gottes zu bekommen, ihn mit dem einfachen Glauben eines kleinen Kindes annehmen müssen. Wir können also gewiß sein, daß Gott mit unseren Kindern Gemeinschaft haben möchte und daß ihr Nachdenken über Gott und sein Wort ihnen helfen wird, Versuchungen zu überwinden. Die Stille Zeit ist besonders wichtig während jener schwierigen Jahre zwischen zwölf und sechzehn, wenn Jungen und Mädchen zu Männern und Frauen mit allen damit verbundenen Hormonumstellungen, Impulsen, Sehnsüchten und Gefühlen der Schuld und der Unfähigkeit werden.

Der Apostel Paulus schreibt: „Bisher hat euch nur menschliche Versuchung getroffen. Aber Gott ist treu, der euch nicht versuchen läßt über eure Kraft, sondern macht, daß die Versuchung so ein Ende nimmt, daß ihr's ertragen könnt“ (1. Korinther 10,13). Dieser Vers kann für einen Jugendlichen eine große Hilfe sein. Paulus sagt auch: „Mein Gott aber wird all eurem Mangel abhelfen nach seinem Reichtum in Herrlichkeit in Christus Jesus“ (Philipper 4,19). Körper, Seele und Geist des Menschen haben eine Vielzahl von Bedürfnissen. Satan wird uns meistens durch unsere natürlichen körperlichen und seelischen Bedürfnisse in Versuchung führen. Zu diesen Bedürfnissen gehören Luft, Nahrung, Wasser, Stimulation, Sexualität, Liebe, Selbstwertgefühl, Macht, Aggression, Bequemlichkeit, Sicherheit und Erleichterung von psychischen Spannungen. Viele Christen haben irrtümlicherweise gelernt, ein Christ habe viele dieser natürlichen Bedürfnisse völlig zu verneinen. Ein gläubiger Mensch mag zwar dazu berufen sein, den einen oder anderen seiner Wünsche zu verneinen, doch Gott hat andererseits auch verheißen, für all unsere Bedürfnisse zu sorgen. Das ist ein Unterschied! Es ist kein Wunder, daß so viele Menschen Angst haben, Christ zu werden, da man als solcher angeblich viele natürliche Bedürfnisse verleugnen muß. Was für ein Unfug! Gott hat diese Bedürfnisse in uns hineingelegt, und er kann alle Bedürfnisse in unserem Leben zu seiner Ehre gebrauchen. Er verspricht uns in Philipper 4,19, für all unsere Bedürfnisse zu sorgen, nicht sie wegzunehmen. Doch er will auf seine Weise und so, wie es seinen Grundsätzen der Liebe entspricht, für sie sorgen. Satan dagegen will diese gleichen Bedürfnisse nach seinen Grundsätzen der Selbstsucht, der Gier und des Hasses befriedigen. Wir brauchen die Wiedergeburt und geistliche Einsicht, um zu erkennen, wie wir diese natürlichen Bedürfnisse auf Gottes Art befriedigen können, damit sie uns letztlich Freude und Glück verschaffen.

5.
Gespielte Depressionen

Es gibt einen weiteren Persönlichkeitstyp, der dem im vorigen Kapitel beschriebenen nahezu entgegengesetzt ist. Dieser Typ ist in der psychiatrischen Terminologie als hysterische Persönlichkeit bekannt.[1] Hysterische Männer und Frauen sind sehr emotional, extrovertiert, lebhaft, impulsiv, naiv und häufig verführerisch. Außerdem sehen sie oft gut aus, sind beliebt (besonders beim anderen Geschlecht) und verfügen über eine starke Ausstrahlung. Während die zwanghafte Persönlichkeit etwas häufiger unter Männern vorkommt, sind hysterische Züge stärker bei Frauen zu finden. Unsere Kultur neigt dazu, diese Verteilung von Persönlichkeitszügen nach Männern und Frauen zu verstärken.

Perfektionisten *sind* sehr häufig depressiv, hysterische Menschen dagegen täuschen sehr häufig Depressionen vor. Besonders hysterische Frauen klagen oft über Depressionen, obwohl eine eingehende Untersuchung nur selten die physiologischen Begleiterscheinungen – die Symptome einer echten klinischen Depression – zutage fördert, es sei denn, sie hätten kürzlich ein gutes Buch über Depressionen gelesen. Darum nennen wir diese Depressionen vorgetäuschte Depressionen. Hysterische Menschen (Männer wie Frauen) werden wie jeder andere Persönlichkeitstyp manchmal von klinischen Depressionen befallen. Doch sie haben ihr ganzes Leben lang (seit der frühen Kindheit) gelernt, entweder Depressionen vorzutäuschen oder sich selbst in eine vorübergehende Depression zu versetzen, um andere Menschen zu manipulieren. Das tun sie, wenn sie Aufmerksamkeit erregen oder eine Autoritätsperson (normalerweise einen Elternteil, den Freund oder den Ehepartner) dafür bestrafen möchten, daß sie ihnen nicht ihren Willen läßt.

Wenn ein Perfektionist sagt, er fühle sich ernsthaft selbstmordgefährdet, weisen wir ihn zu seinem eigenen Schutz sofort in ein Krankenhaus ein. Sagt jedoch eine hysterische Patientin, sie denke an Selbstmord, so ist normalerweise unser Kommentar: „Nun, das ist eine Möglichkeit. Gibt es vielleicht noch andere Möglichkeiten, Ihrem Mann zu zeigen, daß sie zornig auf ihn sind?" Wir sprechen über ein paar andere Möglichkeiten, etwa ihrem Mann von ihren Gefühlen zu *erzählen,* anstatt sie ihm auf die eine oder andere Weise zu *zeigen,* und innerhalb weniger Minuten ist ihre „suizidale Depression" gelöst.

Wir hatten schon Dutzende von hysterischen Patienten, die bereits mehrere Male einen Selbstmordversuch „versuchten". Eine Patientin – eine Prostituierte – „versuchte" siebzehnmal, sich umzubringen. Keiner dieser Patienten hat tatsächlich je Selbstmord begangen, wenn auch einige nahe daran waren. Wenn wir jedoch schon von Situationen gelesen haben, in denen solche Patienten tatsächlich Selbstmord begingen, dann geschah dies eher aus Versehen. Zum Beispiel könnte eine hysterische Frau wütend auf ihren Ehemann sein. Also nimmt sie um fünf Uhr nachmittags eine Überdosis Schlaftabletten in der Erwartung, daß er pünktlich um halb sechs nach Hause kommt und den Notarzt ruft. Statt dessen hat der Mann eine Reifenpanne, kommt erst um halb sieben nach Hause und findet seine Ehefrau tot vor. Sie hatte eigentlich nicht die geringste Absicht zu sterben, aber sie ließ es zu, daß ihre Gefühle ihr Handeln diktierten. So brachte sie sich impulsiv, naiv und versehentlich um. Wegen dieser Gefahr eines versehentlichen Todes nehmen wir alle Selbstmorddrohungen ernst, selbst wenn sie von hysterischen Patienten kommen. Doch wir gehen auf die Selbstmorddrohungen von hysterischen Patienten anders ein. Auf diese Weise erzielt ein hysterischer Patient mit seiner Drohung nicht die erhoffte Wirkung und bekommt Gelegenheit, bessere Wege zu suchen, seinen Zorn auszudrücken.

Wie bei der zwanghaften Persönlichkeit reichen die Wurzeln der hysterischen Persönlichkeit bis zurück in die Kindheit. Wenn Sie die Mutter eines kleinen Mädchens wären und (was Gott verhüten möge!) aus ihm das Sex-Symbol von morgen (und eine hysterische Persönlichkeit) machen wollten, dann sollten Sie die folgenden zwölf einfachen Regeln befolgen:

1. Ermutigen Sie Ihre Tochter, sich stets darauf zu verlassen, daß Sie alle Entscheidungen für sie treffen, damit sie nicht zu lernen braucht, für sich selbst zu denken.
2. Verwöhnen Sie sie; lassen Sie ihr immer ihren Willen, besonders wenn sie schmollt oder schreit.
3. Befriedigen Sie niemals die natürlichen sexuellen Bedürfnisse Ihres Mannes. Um Wärme und Zuneigung zu bekommen, wird er sich statt dessen sehr (zu) stark Ihrer Tochter zuwenden.
4. Lügen Sie sich selbst oft an, damit auch Ihre Tochter diese Technik lernt.
5. Loben Sie sie immer für ihr Aussehen, niemals für ihren Charakter. Hängen Sie an jede Wand einen Spiegel, damit sie sich ständig selbst bewundern kann. (Dies ist eine der wichtigsten Regeln, um eine hysterische Persönlichkeit hervorzubringen.)
6. Wann immer sie davonläuft – und das wird sie wahrscheinlich häufig tun – rennen Sie um jeden Preis hinter ihr her, und entschuldigen Sie sich dafür, daß Sie ihr nicht gleich ihren Willen gelassen haben.
7. Wann immer Ihre Tochter sich traurig stellt und einen Selbstmordversuch vortäuscht, indem sie ein halbes Dutzend Aspirin oder Schlaftabletten nimmt, retten Sie sie unbedingt, und zeigen Sie ihr, wie schuldig Sie sich fühlen, weil Sie ihr nicht von Anfang an ihren Willen gelassen haben. Das wird nicht schwer sein, da Ihre Tochter

niemals eine Überdosis nehmen wird, solange nicht Sie oder ihr Freund in der Nähe sind, um sie zu retten.

8. Ermutigen Sie Ihre Tochter, ein Filmstar zu werden. Mittlerweile hat sie schon ein solches Gespür für Theatralik, daß die Schauspielerei für sie ganz natürlich wäre.
9. Lassen Sie sich zwei- oder dreimal scheiden, und heiraten Sie wieder, damit Ihre Tochter lernt, was Sie bereits wissen: daß alle Männer Taugenichtse sind, Sie aber trotzdem ganz gern mit einem zusammenleben möchten.
10. Ermutigen Sie das Mädchen, sich möglichst verführerisch zu kleiden. Eigentlich brauchen Sie sie dazu gar nicht sehr zu ermutigen, denn sie wird dies von selbst tun, um ihrem Vater zu gefallen, der sie ständig nur für ihr gutes Aussehen statt für ihren Charakter lobt.
11. Wenn sie von einer Verabredung zwei Stunden zu spät nach Hause kommt, sollten Sie und Ihr Mann sie für ein solches Benehmen ausschimpfen. Danach erkundigen Sie sich aber bitte mit einem neugierigen Grinsen auf dem Gesicht nach all den pikanten Einzelheiten.
12. Belohnen Sie Ihre Tochter, wann immer sie sich krank stellt. Dadurch wird sie lernen, lieber krank zu werden, als sich ihren seelischen Konflikten zu stellen, von Arzt zu Arzt zu laufen, ohne je herauszufinden, was mit ihr nicht stimmt, und immer wütender auf diese männlichen chauvinistischen Ärzte zu werden (was sie jedoch keineswegs davon abhält, sie weiterhin aufzusuchen).

Dem *Handbuch für psychiatrische Diagnostik* zufolge sind Menschen mit hysterischen Persönlichkeitsstörungen „gekennzeichnet durch Erregbarkeit, emotionale Instabilität, Neigung zu Überreaktion und einen Hang zur Selbstdarstellung. Diese Selbstdarstellung ist immer darauf ausgerichtet, Aufmerksamkeit zu erregen und oft auch zu verführen, ob der Patient sich nun dieses Zwecks bewußt ist oder nicht. Zudem sind diese Persönlichkeiten unreif, selbstbezogen, oftmals eitel und im allgemeinen abhängig von anderen". Bei hysterischen Menschen treten auch häufig sogenannte passiv-aggressive Persönlichkeitszüge auf, zu denen „Verhinderungspraktiken, Schmollen, Zaudern, absichtliche Gleichgültigkeit oder Sturheit" gehören. All dies sind Methoden, dem Menschen, von dem der Hysteriker abhängig ist, etwas heimzuzahlen, ohne zu offenen Feindseligkeiten greifen zu müssen. Damit wir uns recht verstehen: Die meisten von uns legen hin und wieder die eine oder andere dieser Verhaltensweisen an den Tag, doch Menschen mit echten hysterischen Persönlichkeitsmerkmalen praktizieren fast immer fast alle dieser Verhaltensweisen.

An dieser Stelle möchten wir zwei kurze Fallbeispiele vorstellen – eine bereits erwähnte hysterische Frau, die mehrere Jahre in Behandlung war, und einen hysterischen Mann (einen römisch-katholischen Priester), der einige Monate behandelt wurde. Zunächst zu Jane, die im Alter von vierzehn Jahren nach mehreren Ausreißversuchen, einigen kleineren Drogenmißbräuchen und einer Reihe von bizarren Verhaltensmustern in die psychiatrische Abteilung eines Krankenhauses eingewiesen wurde. Zum Beispiel hatte sie sich in der Schultoilette mit einer Rasierklinge in den Rücken geschnitten, war sodann ins Klassenzimmer gerannt und hatte ihrer Lehrerin (für die sie schwärmte) erzählt, ihre Schwester hätte sie verletzt. Jane hätte nahezu alles getan, um Aufmerksamkeit zu erregen! Als wir sie auf der Station mit den Teewagen reden sahen, dachten wir, sie hätte völlig den Verstand verloren, doch später fanden wir heraus, daß selbst dies nur ein Mittel war, um Aufmerksamkeit auf sich zu ziehen. Nach einer intensiven, sechswöchigen Psychotherapie im Krankenhaus kam Jane zwei Jahre lang wöchentlich in die ambulante Therapie. Während dieser Zeit riß Jane noch einmal für einen halben Tag aus, nahm etwa sechsmal eine Überdosis Schlaftabletten, um ihre Mutter zu manipulieren, rauchte gelegentlich Marihuana und hatte ungefähr hundert Wutausbrüche. All dies war gegenüber ihrem früheren Verhalten eine enorme Verbesserung. Als sie sechzehn war, kam sie in ein Jugendheim für Mädchen; inzwischen war sie ein ganzes Stück reifer geworden. Als sie mit vierzehn zum ersten Mal in die Behandlung gekommen war, entsprach ihre psychische Reife etwa der einer Dreijährigen, obwohl ihr IQ-Test einen Wert von 135 ergab. Als sie sechzehn war, benahm sie sich dann schon etwa wie eine Zehn- bis Zwölfjährige.

Manchmal bringen Eltern einen Jugendlichen, den sie vierzehn oder sechzehn Jahre lang vernachlässigt haben, zu einem Psychiater, daß er all ihre Fehler mit ein paar Wochen Therapie korrigiert. Aber so geht es nicht! Alles, was wir tun können, ist, den Eltern zu helfen, die noch nicht verformten fünf oder zehn Prozent der Persönlichkeit dieses Jugendlichen anders zu prägen. Jane war in eine Oberschichtfamilie hineingeboren worden, in der die Mutter sehr altmodisch-streng und der Vater erfolgreich, aber psychisch sehr schwach und unreif war. Der Herr des Hauses war eine sehr dominante Großmutter mütterlicherseits, die ebenfalls eine Geschäftsfrau war. Da Janes Vater unreif war und Janes Mutter ihn niemals sexuell befriedigte – sie empfand Sex als ein wenig vulgär –, wandte er seine ganze Aufmerksamkeit seiner Tochter zu. Seine Frau und die anderen Kinder vernachlässigte er völlig. Er lobte Jane immer wieder dafür, wie niedlich sie war, und es fiel ihm nicht ein, sie für irgend etwas zu bestrafen. Jane bekam, was sie wollte. Die Eltern hatten getrennte Schlafzimmer, und Jane schlief jede Nacht bei ihrem Vater. Mindestens einmal im Vorschulalter war Jane von ihrem Großvater mütterlicherseits, der ein wenig senil war und niemals sexuelle Befriedigung von seiner dominierenden Frau bekommen hatte, sexuell belästigt worden.

Als Jane fünf Jahre alt war, lagen sie und ihr Vater zusammen im Bett, als ihr Vater plötzlich einen Herzanfall erlitt. Ein Krankenwagen wurde gerufen, und als er aus dem Schlafzimmer getragen wurde, sagte er zu seiner verängstigten Tochter: „Mach dir keine Sorgen, Schatz, ich komme zurück.“ Doch er starb im Krankenhaus, und Jane weigerte sich, an seinen Tod zu glauben. Noch monatelang suchte sie in Kleiderschränken und hinter allen möglichen Türen nach ihm. Er war ihr ganzes Leben. Mit ihrer lebhaften Vorstellungskraft beschwor sie sein Bild mehrmals täglich herauf und stellte sich vor, wie er in ihr Zimmer kam und mir ihr redete. Damit hörte sie erst auf, als sie sechzehn war. Mit ihrer starken Leugnungstechnik brachte sie es tatsächlich manchmal fertig zu glauben, er sei immer noch da.

In ihrer kindlichen Naivität warf Jane ihrem Vater vor, sie verlassen zu haben, als sie ihn so sehr brauchte. In Wirklichkeit wäre es vermutlich viel schlimmer gewesen, wenn er überlebt hätte und sie weiterhin wie eine Ersatzfrau behandelt hätte. So liebte und haßte sie ihren Vater gleichzeitig. Jane wurde bitter gegenüber Männern im allgemeinen und benahm sich immer verführerischer, je älter sie wurde. Sie entwickelte eine ausgesprochene hysterische Persönlichkeit mit allen ihren Merkmalen. Während ihrer zwei Jahre dauernden Therapie lernte sie, einem älteren Mann zu vertrauen und sich mit ihm zu identifizieren, der nicht auf ihre Verführungskraft und ihre Manipulationen einging, sondern ihr echte christliche Liebe zeigte. Im Lauf der Behandlung setzte das junge Mädchen ihr Vertrauen auf Jesus Christus und versuchte mit wechselnder Intensität, im Herrn zu wachsen. Doch sie stellte fest, daß sie Gott auf die gleiche Art und Weise zu manipulieren versuchte, wie sie es früher mit ihrem Vater getan hatte. Wie bei den meisten Menschen war ihr Gottesbild von dem Bild ihres Vaters geprägt, und sie hatte Schwierigkeiten, seine Allwissenheit, seine Allgegenwart und seine göttliche Wesensart echter Liebe und vollkommener Gerechtigkeit zu akzeptieren.

Es wurde auch versucht, Janes Mutter beizubringen, wie sie ihre Tochter zu Hause behandeln sollte. Doch die Mutter, die an Arthritis und Herzschwäche litt, brachte es einfach nicht fertig, Jane richtig zu behandeln. Deshalb zog Jane in ein Mädchenheim, in dem sie sehr gute Fortschritte machte.

Wie bereits gesagt, sind nicht alle Hysteriker Frauen. Wenn Sie die gleichen Regeln, die wir aufgelistet haben, auf Ihren Sohn anwenden, können Sie genausogut aus ihm einen hysterischen Mann machen, und davon gibt es durchaus eine ganze Menge. Hier nun das Beispiel eines hysterischen Mannes. Er war römisch-katholischer Priester und beschwerte sich über seine Vorgesetzten, die ständig seine Handlungen mißdeuteten. Wann immer seine Vorgesetzten in die Kirche kamen und sahen, wie er ein weibliches Gemeindemitglied streichelte, warfen sie ihm vor, sich zu verführerisch zu verhalten. Seiner Ansicht nach zeigte er ihr natürlich nur sein Mitgefühl für ihre ehelichen und sonstigen Probleme. Er klagte darüber, daß sein Bischof ihn ständig wegen seiner liberalen Auffassungen über die Frauenbewegung und andere Angelegenheiten tadelte. Man verordnete ihm eine gründliche psychologische Untersuchung einschließlich des Rorschachschen Tintenfleck-Tests. Es stellte sich heraus, daß er ein hysterischer Mann war, der unbewußt Frauen haßte. Wenn er einen femininen Tintenfleck sah, hielt er ihn für eine Atombombe. Das alles rührte von seiner Beziehung zu seiner neurotischen Mutter her, die ihn sein ganzes Leben lang verwöhnte und ihn mehr wegen seiner Erscheinung als wegen seines Charakters lobte. Ebenso befolgte sie die meisten anderen der oben aufgelisteten Anweisungen.

Hysteriker sind dafür bekannt, daß sie Angehörige des anderen Geschlechts bewußt oder unbewußt verführen, um sie dann erniedrigen zu können. Viele Prostituierte sind hysterisch. So manche hysterische Frau versucht, einen guten Mann sexuell zu Fall zu bringen, damit sie dann seinen Ruf ruinieren und erzählen kann, er habe sie verführt. Viele erfinden sogar Geschichten von Geistlichen oder Ärzten, die sie angeblich verführt hätten. Das Buch der Sprüche beschreibt hysterische Frauen und Männer besser als jedes Buch über Psychiatrie, das wir je gelesen haben. Salomo schildert den hysterischen Mann so: „Ein heilloser Mensch, ein nichtswürdiger Mann, wer einhergeht mit trügerischem Munde, wer winkt mit den Augen, gibt Zeichen mit den Füßen, zeigt mit den Fingern, trachtet nach Bösem und Verkehrtem in seinem Herzen und richtet allezeit Hader an“ (Sprüche 6,12–14). Hysterische Frauen nennt

Salomo „fremde Frauen" und sagt, daß sie das kostbare Leben suchen, um es zu Fall zu bringen. Er warnt gottesfürchtige junge Männer: „Denn die Lippen der fremden Frau sind süß wie Honigseim, und ihre Kehle ist glatter als Öl, hernach aber ist sie bitter wie Wermut und scharf wie ein zweischneidiges Schwert. Ihre Füße laufen zum Tode hinab; ihre Schritte führen ins Totenreich, daß du den Weg des Lebens nicht wahrnimmst; haltlos (instabil) sind ihre Tritte, und du merkst es nicht. So gehorchet mir nun, meine Söhne, und weicht nicht von der Rede meines Mundes. Laß deine Wege ferne von ihr sein und nahe nicht zur Tür ihres Hauses, daß du nicht andern gebest deine Kraft und deine Jahre einem Unbarmherzigen; daß sich nicht Fremde von deinem Vermögen sättigen und, was du muhsam erworben, nicht komme in eines andern Haus, und müsset hernach seufzen, wenn dir Leib und Leben vergehen (Anm.: bezieht sich vermutlich auf die verheerenden Auswirkungen der Syphilis), und sprechen: ‚Ach wie konnte ich die Zucht hassen, und wie konnte mein Herz die Warnung verschmähen, daß ich nicht gehorchte der Stimme meiner Lehrer und mein Ohr nicht kehrte zu denen, die mich lehrten! Ich wäre fast ganz ins Unglück gekommen vor allen Leuten und allem Volk.' Trinke Wasser aus deiner Zisterne und was quillt aus deinem Brunnen. Sollen deine Quellen herausfließen auf die Straße und deine Wasserbäche auf die Gassen? Habe du sie allein, und kein Fremder mit dir. Dein Born sei gesegnet, und freue dich des Weibes deiner Jugend. Sie ist lieblich wie eine Gazelle und holdselig wie ein Reh. Laß dich von ihrer Anmut allezeit sättigen und ergötze dich allewege an ihrer Liebe. Mein Sohn, warum willst du dich an der Fremden ergötzen und herzest eine andere? Denn eines jeden Wege liegen offen vor dem HERRN, und er hat acht auf aller Menschen Gänge" (Sprüche 5,3 – 21).

Um ein noch besseres Verständnis für die unbewußten geistigen Abläufe einer hysterischen Frau zu gewinnen, lassen Sie uns eine imaginäre Reise in die innersten Gedanken und Triebe von Marilyn S. (S. steht für „sexy") antreten.

Marilyn S. ist eine kontaktfreudige und beliebte Frau, die zur Zeit gerade an ihrer zweiten Ehe arbeitet. Zum erstenmal heiratete sie mit siebzehn. Er war ein Don-Juan-Typ, hatte eine starke Ausstrahlung, war gutaussehend, aber unselbständig. Sie mußten heiraten, da sie naiverweise die Tatsache „übersehen" hatte, daß Sex zu einer Schwangerschaft führen kann. In Wirklichkeit wollte sie unbewußt schwanger werden, um ihren Vater zu bestrafen. Mit ihrem ersten Mann hatte sie von Anfang an Ehekonflikte, und beide stellten sich nicht der Verantwortung, ihre Probleme in einer Eheberatung aufzuarbeiten; also ließen sie sich scheiden und schoben es auf „unvereinbare Gegensätze in der Persönlichkeit", eine häufige Ausrede. (In Wirklichkeit gibt es so etwas wie „unvereinbare Persönlichkeiten" nicht, nur *unwillige* Persönlichkeiten. Jede Kombination zweier Persönlichkeitstypen kann mit Gottes Hilfe, etwas guter Beratung und etwas Überwindung des eigenen Stolzes eine glückliche Ehe führen. Doch dazu müssen beide Partner bereit sein, an sich zu arbeiten.)

Marilyn konnte jedoch die Unabhängigkeit nach ihrer Scheidung nicht ertragen, also heiratete sie bald darauf einen erfolgreichen, älteren, logisch denkenden, selbstbewußten Geschäftsmann. Sie begriff nicht, daß seine Stabilität und sein Selbstvertrauen nur eine Fassade bildeten. Ebensowenig bemerkte sie, daß er für sie ein Vater-Ersatz war.

Während unserer Reise in die Denkprozesse der Marilyn S. beginnen wir nun allmählich, klarer zu sehen. Wir erkennen zum Beispiel, daß Marilyn *emotional* und erregbar ist und manchmal depressiv wirkt. Zu anderen Zeiten dagegen kann sie sehr liebenswert sein und über eine sehr *angenehme Persönlichkeit* verfügen. Sie kann sehr extrovertiert und kontaktfreudig sein, durch sie kommt oft Leben in eine Party, die Leute scharen sich um sie, und sie hat tatsächlich Charisma, so daß andere gern mit ihr zusammen sind. Ihre Lebhaftigkeit und Anziehungskraft bringt ihr natürlich die Aufmerksamkeit anderer ein. Sie ist ein bezaubernder Mensch und besitzt die Fähigkeit, anderen ein Wohlgefühl zu vermitteln, während sie selbst sich innerlich überhaupt nicht wohl fühlt. Während sie oberflächlich gefühlsbetont ist, *fällt es ihr schwer, anderen auf einer tieferen Ebene näher zu kommen.* Ihr kommt es mehr auf die Gefühle als auf den Verstand an.

Sie denkt mehr an die Gegenwart als an die Zukunft oder Vergangenheit. Ihr Mann dagegen beschäftigt sich mehr mit der Zukunft, da er vorausplant und sich seine Ziele für die Zukunft setzt. Marilyns Bekannte bemerken normalerweise nicht, daß sie ziemlich eitel und ichbezogen ist. In der Gegenwart von Männern *setzt sie ihr gutes Aussehen ein, um die Aufmerksamkeit zu erlangen, die sie sich so sehr wünscht. Sie ersetzt seelische Nähe durch körperliche Nähe.* Gelegentlich hat sie Affären mit anderen Männern, besonders wenn ihr Mann verreist ist. An Sex hat sie nicht sehr viel Spaß, doch sie liebt männliche Aufmerksamkeit und benutzt den Sex dazu. In Wirklichkeit fühlt sie sich minderwertig und häßlich. Durch ihre sexuelle Anziehungskraft und ihre Fähigkeit, Aufmerksamkeit zu erregen, versucht sie, sich selbst zu beweisen, daß sie kein Niemand ist. Sobald ihr Mann sie einmal nicht verwöhnt, nimmt sie eine Überdosis Aspirin oder Valium – nicht um sich damit zu töten, sondern um ihren von Schuldgefühlen geplagten Ehemann damit unter Druck zu setzen.

Marilyn S. hat *viele Konflikte mit dem anderen Geschlecht,* dem sie einmal zuwenig, ein andermal zuviel zutraut. Auch mit ihrem Vater (der ein sehr unreifer Mann war) hat sie viele Konflikte. Sie erinnert sich daran, wie sie in der Kindheit lernte, ihren Vater durch ihr Verhalten zu beherrschen, doch manchmal war er auch unberechenbar, und sie fühlte sich von ihm abgelehnt. Dies führte zu ihrer späteren Angst, von anderen Männern abgelehnt zu werden. Wegen ihres starken unterdrückten Zorns gegen ihren Vater und andere Männer ist sie bei ihrem Mann sexuell frigide, obwohl Sex mit anderen Männern ihr bis zu einem gewissen Grad Spaß machen kann.

In ihrem Verhalten anderen gegenüber vermittelt Marilyn

den Eindruck, sehr warm und charmant zu sein, doch ihr Leben ist aufgrund ihres zu stark ausgeprägten Gefühlslebens und ihres Mangels an Logik unausgeglichen. Gefühle sind wichtig für sie, doch da Gefühle unzuverlässig und schwankend sind, ist auch Marilyn unzuverlässig und schwankend, ja sie unterdrückt in Wirklichkeit viele ihrer tiefen Gefühle. Sie wirkt sehr offen, so daß neue Bekannte oft den Eindruck haben, sie schon lange zu kennen, doch es fällt ihr schwer, mehr als nur eine oberflächliche Beziehung zu jemandem aufzubauen. Mit anderen Worten, *nach mehreren Monaten kennen ihre Bekannten sie auch nicht besser als nach einer Stunde.* Nach außen hin erweckt Marilyn den Eindruck, ausgeglichen und selbstbewußt zu sein, doch innerlich fühlt sie sich unsicher.

Ihr Mann ist immer pünktlich, doch sie kommt normalerweise zu spät. Das tut sie unbewußt, um ihren Mann zu bestrafen. Während er alles im Detail plant, interessiert sie sich nicht für Details. Ihr Mann ist extrem diszipliniert, während sie sehr impulsiv ist und sich auf spontane Eingebungen verläßt. Sowohl in der Kunst als auch in der Musik ist sie sehr kreativ, und sie hat eine lebhafte Vorstellungskraft. Ihr Mann geht sehr sorgfältig mit Geld um, doch Marilyn wirft es zum Fenster hinaus.

Außerdem hat Marilyn S. ein starkes Bedürfnis, sich mit Männern zu messen, und den Wunsch, durch sexuelle Eroberung Macht über Männer zu gewinnen. Dazu sucht sie sich solche Männer aus, die wie allmächtige Vaterfiguren wirken. Sie selbst hat auch etwas Mütterliches an sich, was die Abhängigkeitsbedürfnisse dieser Männer anspricht.

Marilyns Phantasie kreist um Liebe und Aufmerksamkeit, während die ihrer eher zwanghaften Gegenüber um das Erlangen von Macht kreisen. Als Kind lernte Marilyn, daß sie sich durch Kranksein erhöhte Aufmerksamkeit verschaffen konnte, und daß gespielte Szenen ihr halfen, ihren Willen durchzusetzen. Von ihrer Mutter war Marilyn übermäßig abhängig, was ihren Reifungsprozeß behinderte. Außerdem gewann sie den Eindruck, daß Männern besondere Privilegien zugestanden wurden; darauf reagierte sie mit Konkurrenzneid und entwickelte ein sogenanntes Kastrationsverhalten. Sie stand zwar als kleines Kind ihrem Vater sehr nahe, aber die Konflikte ließen nicht lange auf sich warten, und in der Pubertät empfand sie ein extremes Gefühl der Ablehnung. In dieser Entwicklungsphase nahm Marilyns Sucht nach Anerkennung noch mehr zu, was sie dann in eine Konkurrenzsituation zu anderen Mädchen und Frauen brachte.

Wir alle haben ein gewisses Maß an hysterischen Persönlichkeitszügen, doch je fortgeschrittener eine krankhafte Hysterie ist, desto mehr der folgenden Kennzeichen treffen zu:

- liebenswert
- hat eine angenehme Persönlichkeit
- ist kontaktfreudig
- bringt Leben in jede Party
- es macht Spaß, mit ihr zusammen zu sein
- die hysterische Persönlichkeit ist lebhaft
- theatralisch
- optimistisch
- unausgeglichen
- emotional
- erregbar
- ihr ist die Gegenwart besonders wichtig
- ihr sind *Gefühle* besonders wichtig
- sie ist eitel
- unselbständig
- naiv
- herrschsüchtig
- sie könnte als Selbstmordgeste eine Überdosis Medikamente nehmen
- kleidet sich verführerisch
- verhält sich auch verführerisch (normalerweise auf eine subtile Art, so daß sie sich dessen nicht bewußt ist)
- dem anderen Geschlecht gegenüber ist sie ambivalent

- sie denkt nicht genug (sie verläßt sich zu sehr auf Gefühle)
- ihre Logik ist schwach
- ihre wichtigste Verteidigungsstrategie ist das Leugnen
- eine weitere Strategie ist die Verlagerung (zum Beispiel Verlagerung unterdrückten Zorns gegen den Vater auf andere Männer im allgemeinen)
- ihr Grundproblem ist unbewußter Zorn (Haß) auf das andere Geschlecht, obwohl sie dessen Aufmerksamkeit erwekken möchte
- sie neigt zu Überreaktionen
- ihr Verhalten ist darauf ausgerichtet, Aufmerksamkeit zu erregen
- sie sucht nach einer Vaterfigur
- haßt die Vaterfigur aber
- empfindet tiefsitzende Bitterkeit gegenüber ihrem Vater
- sie ist unreif
- charmant
- hat eine ausdrucksstarke Sprache
- verwendet viele Superlative
- obwohl sie anderen ein Wohlgefühl vermitteln kann, fühlt sie sich selbst nicht wohl
- sie ist äußerlich warmherzig
- wirkt sehr offen – sie teilt zuviel zu schnell mit
- andere lernen sie schnell kennen
- eine tiefere Beziehung entwickelt sich jedoch selten
- es fällt ihr schwer, Gefühle echter Liebe und Nähe zu entwickeln
- sie sucht ständig nach Liebe
- ist seelisch labil
- hat eine gute Vorstellungskraft
- ist körperlich anziehend
- feinfühlig
- wer ihr zuhört, fühlt sich in ihre Weltsicht hineingezogen
- sie übertreibt und dramatisiert
- kann sich verbal gut ausdrücken

- nach außen vermittelt sie den Eindruck der Ausgeglichenheit
- des Selbstvertrauens (doch dieses Selbstvertrauen ist nur scheinbar vorhanden)
- ihr Selbstbild ist von Unsicherheit und von Furchtsamkeit geprägt
- Langeweile ist ein ständiges Problem für sie
- die hysterische Person ist unordentlich
- Pünktlichkeit ist ihr nicht wichtig
- es fällt ihr schwer, bis ins Detail zu planen
- alltägliche Pflichten sind ihr lästig
- sie ist impulsiv
- verläßt sich auf spontane Eingebungen oder Eindrücke statt auf kritisches Urteil oder Überzeugungen
- mag Aufgaben, die aufregend oder inspirierend sind
- mag keine Routinearbeit
- ist leicht zu beeinflussen
- ist leicht zu hypnotisieren
- hat eine Aura des Egozentrischen an sich
- ihre äußere Erscheinung ist ihr wichtig
- ihre Bedürfnisse müssen immer sofort befriedigt werden
- sie ist extravagant
- hysterische Menschen können von sexuellen Störungen betroffen sein; ein Mann kann unter vorzeitiger Ejakulation leiden; eine Frau hat, wenn überhaupt, nur selten einen Orgasmus, solange ihre emotionalen Konflikte nicht durch eine Therapie gelöst sind
- eine hysterische Frau kann teilweise frigide sein, sie hat keine Freude am sexuellen Verkehr mit ihrem Mann
- hat Angst vor ihren eigenen sexuellen Gefühlen
- ihr Verhalten anderen gutaussehenden Frauen gegenüber ist feindselig und von Konkurrenzdenken bestimmt
- sie möchte Macht über Männer gewinnen
- trachtet nach Eroberung durch Verführung
- sucht sich eine allmächtig wirkende Vaterfigur als „Opfer“

- manchmal sucht sie sich jedoch auch eine unselbständige Person aus, damit sie sie beherrschen kann
- sie ist ein Hypochonder; sie weicht ihren emotionalen Problemen aus, indem sie sich einredet, sie sei körperlich krank
- ihre Phantasie kreist um das Erlangen von Liebe und Aufmerksamkeit
- sie hat eine blühende Phantasie
- ihre oberflächlichen Gefühle schützen sie vor tieferen Gefühlen
- sie hat Angst vor Ablehnung
- war das jüngste Mädchen oder hatte irgendeine andere besondere Position in ihrer Familie
- ihre Mutter war ehrgeizig, kalt, nachtragend, eifersüchtig
- doch warmherzig, wenn das Kind krank war oder sich krank stellte
- die Abhängigkeit von ihrer Mutter war so groß, daß sie selbst nicht heranreifen konnte
- sie bezieht ihr Selbstwertgefühl stets von anderen
- als Teenager machte sie eine verlängerte burschikose Phase durch
- wetteiferte direkt mit Männern
- ihr Vater war charmant und beherrschend
- ein Soziopath oder Alkoholiker
- in ihrer Kindheit (vor dem fünften Lebensjahr) stand sie ihrem Vater sehr nahe
- ihr Vater verstärkte ihr emotionales Verhalten
- in der Pubertät fühlte sie sich von ihrem Vater abgelehnt
- ihre Freundinnen waren wenig anziehend
- sie versucht, der Verantwortung für ihre emotionalen Reaktionen aus dem Weg zu gehen
- fürchtet sich vor der Rolle der Erwachsenen
- hat einen verführerischen Händedruck
- leidet unter Stimmungsschwankungen
- möchte das andere Geschlecht erobern

- es fällt ihr schwer, das andere Geschlecht realistisch zu sehen; entweder sie idealisiert einen Mann, oder sie hält ihn für wertlos
- sie ist undiszipliniert
- hysterische Männer wetteifern um die Aufmerksamkeit der Frauen in ihrer unmittelbaren Umgebung
- sexuelle Konflikte werden geleugnet und symbolisch auf starke eingebildete Schmerzen an den Sexualorganen oder im unteren Rückenbereich übertragen
- viele Hysteriker unterziehen sich als Erwachsene mehrfachen Operationen, besonders an ihren Sexualorganen und im unteren Rückenbereich (nach Jahren chiropraktischer Massagen)
- viele hysterische Frauen lassen sich noch vor dem vierzigsten Lebensjahr die Gebärmutter entfernen, weil sie einen unbewußten Widerwillen gegen ihr Frausein haben
- die religiösen Neigungen einer hysterischen Person sind eher auf emotionale Erfahrungen als auf das Vertrauen auf Gottes Wort ausgerichtet
- ihr Glaubensleben ist starken Schwankungen ausgesetzt
- sie macht für alles den Teufel verantwortlich, um eigene Verantwortung und Schuld zu leugnen
- manchmal neigt sie zu religiösem Größenwahn und behauptet, über besondere Kräfte und Gaben zu verfügen
- selbst in ihren Gemeindeaktivitäten sucht sie unbewußt nach Aufmerksamkeit
- sie ist häufig zornig auf Gott, weil er etwas nicht nach ihrem Willen tut
- sie hört mit der täglichen Stillen Zeit auf, sobald Gott einmal nicht das tut, was sie von ihm erwartet; auf diese Weise nimmt sie Rache an Gott, ohne jedoch zu ahnen, daß dies der eigentliche Grund für ihr Nachlassen im Gebetsleben ist
- hysterische Personen sind vorwiegend im sexuellen Bereich Versuchungen ausgesetzt
- haben unter Umständen eine Tendenz zur Homosexualität

6.
Außergewöhnliche Belastungen als Auslöser

Und nun spricht der HERR, der dich geschaffen hat, Jakob, und dich gemacht hat, Israel: Fürchte dich nicht, denn ich habe dich erlöst; ich habe dich bei deinem Namen gerufen; du bist mein! Wenn du durchs Wasser gehst, will ich bei dir sein, daß dich die Ströme nicht ersäufen sollen; und wenn du ins Feuer gehst, sollst du nicht brennen, und die Flamme soll dich nicht versengen. Denn ich bin der HERR, dein Gott, der Heilige Israels, dein Heiland (Jesaja 43,1–3a).

Wenn Sie sich das nächste Mal selbst bemitleiden, weil Sie einen finanziellen Rückschlag erlitten haben, mit einem wenig mitteilsamen Partner verheiratet sind oder an irgendeiner anderen Belastung tragen, die Sie in depressive Gefühle stürzt, denken Sie an das Volk Israel. Wenn wir uns vor Augen halten, welchen schrecklichen Belastungen Israel während seiner ganzen Geschichte ausgesetzt war, können wir nur darüber staunen, daß Israel heute noch besteht und immer bestehen wird. Auch bei Christen wird Gott es zulassen, daß sie leiden, wann immer sie von seinen Richtlinien für ein glückliches Leben abweichen. Ebensowenig wie das Volk Israel wird Gott seine Gemeinde – seine Kinder – vernichten lassen. Wenn wir ihn lassen, wird er uns durch alle Belastungen hindurchbringen – selbst wenn es scheint, als wollten sie uns überwältigen, und selbst wenn sie aus unserer Perspektive unüberwindlich zu sein scheinen. Die außergewöhnlichen Belastungen, die uns treffen können, reichen von der Nachricht, daß Ihr Kind an Leukämie leidet, bis zu der Entdeckung, daß Ihr Partner ein Verhältnis hat. Sie können alles einschließen, was Sie persönlich vollkommen aus der Bahn wirft. Den meisten dieser Belastungen setzen wir uns selbst aus, sei es durch bewußt oder unbewußt verantwortungsloses Verhalten. Doch es wäre sehr naiv und falsch anzunehmen, daß *alle* Belastungen durch persönliche Sünden und Verantwortungslosigkeit ausgelöst werden.

Wenn eine Patientin Rat und Trost sucht, weil ihr Kind an Leukämie stirbt, dann trauern wir von ganzem Herzen mit ihr. Wir versuchen, ihr vor Augen zu führen, daß dies in keiner Weise ein Ergebnis von Sünde in ihrem Leben ist, sondern daß Krankheit und Tod ebenso zum menschlichen Leben gehören wie Geburt und Verliebtsein. Manche Menschen nehmen irrtümlich an, daß der Tod ihres Kindes eine Strafe für irgendeine Sünde sein müsse, die sie – die Eltern – begangen haben. So etwas auch nur *anzunehmen,* ist naiv und ichbezogen. Es ist ichbezogen in dem Sinne, daß wir „selbst"-bewußten Menschen zu dem naiven Glauben neigen, alle Ereignisse des Lebens drehten sich irgendwie um uns, als wären wir der Mittelpunkt des Universums.

Wenn andererseits eine geschundene Ehefrau Rat und Trost sucht, weil ihr Mann sie zweimal in der Woche zusammenschlägt, antworten wir normalerweise: „Oh, tatsächlich? Wie bringen Sie ihn dazu, das zu tun?" Unter den uns bekannten Fällen solcher Art war nur ein einziger, in dem die mißhandelte Frau ihren jähzornigen Ehemann nicht so lange (meistens unbewußt) provoziert hatte, bis er die Kontrolle über sich verloren hatte (was natürlich die Verantwortung des Ehemanns keineswegs verringert). Nach einem solchen Gewaltausbruch fühlt sich der Ehemann normalerweise sehr schuldig und verwöhnt seine Frau mehrere Wochen lang. In der Zwischenzeit bekommt sie von den Menschen in ihrer Umgebung das Mitgefühl, nach dem sie sich sehnt, und befriedigt ihre unbewußten masochistischen Bedürfnisse. Hinter dem Bedürfnis zu leiden steht eine Reihe möglicher Gründe. Vielleicht versucht sie, sich ihrer eigenen persönlichen Schuldgefühle zu entledigen, oder sie möchte beweisen, daß alle Männer so brutal sind wie ihr Vater. Die meisten von uns heiraten einen Menschen, der unserem jeweils andersgeschlechtlichen Elternteil sehr ähnlich ist, wie schrecklich dieser auch gewesen sein mag.

Das ist nur ein Beispiel für das, was Psychiater Tag für Tag erleben. Wir begegnen Menschen, die sich einbilden, ihr Leben in der Hand zu haben, sich aber in Wirklichkeit von ihren eigenen unbewußten Trieben, Konflikten und Motiven beherrschen lassen. Der Durchschnittsmensch schaut auf die außergewöhnlichen Belastungen in seiner Umwelt, die ihm das Leben unerträglich erscheinen lassen. Doch ein weiser Ratgeber wird versuchen, in das Herz dieses Menschen zu sehen, auch in seine unbewußten Gedanken und Gefühle, um herauszufinden, wie der Geplagte damit aufhören kann, sich selbst diesen außergewöhnlichen Belastungen auszusetzen.

Denken Sie noch einmal an das Volk Israel. Wie viele seiner Belastungen hat Israel selbst heraufbeschworen – selbst wenn es sich dessen nicht bewußt war? Warum, glauben Sie, betete der weise Salomo zu Gott, er möge seine Seele nach verborgenen Sünden durchforschen? Warum sprach der weise König David das Gebet: „Erforsche mich, Gott, und erkenne mein Herz; prüfe mich und erkenne, wie ich's meine. Und sieh, ob ich auf bösem Wege bin, und leite mich auf ewigem Wege" (Psalm 139,23 – 24). Was meint Gott Ihrer Meinung nach, wenn er die Menschen immer wieder als „das blinde Volk, das doch Augen hat, und die Tauben, die doch Ohren haben" (Jesaja 43,8) bezeichnet? Wir Menschen haben alle dunkle Punkte. Wir sind die Hauptquelle unseres eigenen Unglücks. Wenn wir in Gottes Weisheit wachsen und Einsichten in unsere eigene Selbsttäuschung gewinnen, haben wir die Wahl, glücklich zu sein. Jeremia 17,9 ist der Schlüssel zu aller christlichen Psychiatrie: „Es ist das Herz ein trotzig und verzagt Ding; wer kann es ergründen?" Was der Prophet Jeremia damit sagen will, ist, daß wir Menschen nicht ermessen oder begreifen können, wie verzweifelt sündhaft und trügerisch unser Herz ist – unsere unbewußten Motive, Konflikte, Triebe, Emotionen und Gedanken. In Sprüche 8 wird die Weisheit personifiziert dargestellt. Sie ruft all die naiven Menschen auf, zuzuhören und ihre ignorante menschliche Denkweise durch Gottes weise Grundsätze zu ersetzen, damit sie den Weg zum Glück kennenlernen. Die Weisheit schließt (Vers 35 und 36) mit der Aussage: „Wer mich findet, der findet das Leben und erlangt Wohlgefallen vom Herrn. Wer aber mich verfehlt, zerstört sein Leben; alle die mich hassen, lieben den Tod." Salomo sagte: „Wo nicht weiser Rat ist, da geht das Volk unter; wo aber viele Ratgeber sind, findet sich Hilfe" (Sprüche 11,14). Manche Leute (besonders in der unteren Mittelschicht) machen sich darüber lustig, wenn sich jemand von Fachleuten psychologisch beraten läßt („zum Seelenklempner geht"), doch dieser Spott spiegelt nur Naivität und Borniertheit wider. Ein erfahrener Seelsorger oder christlicher Therapeut kann durch seine Anleitungen einem Menschen zum Sieg über die scheinbar überwältigenden Belastungen des Lebens verhelfen. Gott heilt und heiligt viele Menschen durch die Begegnung mit liebevollen und erfahrenen Freunden, Pastoren, Seelsorgern – und manchmal sogar Psychiatern. Schämen Sie sich niemals, in die Seelsorge zu gehen, wenn Sie den Belastungen des Lebens ausgesetzt sind.

Die wissenschaftliche Forschung hat ergeben, daß fünfundachtzig Prozent aller schweren Depressionen durch Lebensbelastungen ausgelöst werden.[1] Sie hat auch gezeigt, daß schwere Schicksalsschläge häufig die Ursache für einen Selbstmord sind. Die häufigsten auslösenden Belastungen, die oft in Fällen von Depressionen auftreten, sind folgende:

Ein Verlust

Die Belastung, die am häufigsten eine Depression auslöst, ist vermutlich das Erleiden eines schweren Verlustes.[2] Dabei kann es sich um den Tod eines geliebten Menschen handeln. Gehen in einem solchen Fall die Gefühle der Trauer über die normale Trauerreaktion hinaus, kann das zu einer Depression führen. Der Verlust kann auch in einer Scheidung bestehen, denn jemand verliert dadurch seinen Partner und seine Versorgung, und viele seiner Bedürfnisse nach Abhängigkeit werden nicht mehr befriedigt. Sogar eine Beförderung im Beruf kann einen Verlust darstellen, denn die gewonnene Position kann zu einer echten Bedrohung werden, weil der Betroffene dadurch vielleicht seine Ausrede verliert, warum er nicht mehr leistet, oder weil er sich vielleicht in der neuen Position überfordert fühlt; und so können schwere Depressionen die Folge sein.

Eine Gestalt in der Bibel, die teilweise aufgrund der vielen Verluste, die sie erleiden mußte, von schweren Depressionen befallen wurde, war Hiob. Hiob verlor seine Kinder und seinen Besitz, ja alles, was er hatte. Die Folge waren schwere Depressionen. Später überwand er mit Gottes Hilfe diese Depressionen und konnte von neuem vom Herrn gebraucht werden.

Nach innen gewandter Zorn

Wann immer wir einen schweren Verlust erleiden, durchleben wir eine modifizierte Trauerreaktion (siehe Kapitel 4). Wir empfinden Zorn, ob wir uns nun dessen bewußt sind oder nicht. Wenn dieser Zorn unterdrückt wird, führt er zu Depressionen. Mit anderen Worten, ein schwerer Verlust *kann* zu einer Depression führen, wenn wir mit unserem Zorn verantwortungslos umgehen, indem wir uns nicht mit ihm befassen. Fast allen Kindern ergeht es so, daß sie zornig auf den geliebten Menschen sind, der sie verlassen hat. Daher brauchen sie Begleiter nach dem Tod eines Elternteils, einer Schwester oder eines Bruders, damit eine möglicherweise viele Jahre währende Depression, die sich unter Umständen jedes Jahr am Todestag des geliebten Menschen verschlimmert, vermieden wird. Da die meisten von uns es für unstatthaft halten, Zorn auf einen toten Menschen auszudrücken, richtet sich der Zorn gegen uns selbst, und die Folge sind Depressionen. In der einschlägigen Literatur wird Depression immer wieder als nach innen gewandter Zorn beschrieben. In der überwiegenden Mehrzahl der Fälle ist der Zorn im Gesichtsausdruck, in der Stimme und in den Gesten depressiver Menschen sehr gut zu beobachten. Sie selbst erkennen ihren Zorn jedoch nicht, leugnen ihn vehement und werden oft sogar ziemlich wütend auf den Psychiater, der sie auf ihr Zornproblem hinweist. Könnten sie sich nur auf einem Videoband selbst beobachten, so würden sie ihren starken Zorn erkennen. Wie man mit diesem Zorn umgehen kann, werden wir in einem späteren Kapitel erörtern.

Ein Schlag gegen das Selbstbild

Ein Schlag gegen das Selbstbild ist auch oft das auslösende Moment für depressives Verhalten.[3] Viele Geschiedene werden depressiv, weil sie sich abgelehnt fühlen und weil ihr Selbstbild gelitten hat. Dieser Schlag gegen das Selbstbild kann von äußeren Umständen herrühren, die den Selbstwert direkt angreifen und erniedrigen. Er kann jedoch auch von innen kommen, wenn wir zum Beispiel sündigen und damit unser Gewissen belasten. Unser Selbstbild wird dadurch automatisch erniedrigt, bis uns diese Sünde von Gott und von uns selbst vergeben worden ist. Es ist erstaunlich, wie viele Christen sich wochen- oder gar monatelang auf irgendeine Sünde einlassen und sich dann wundern, warum sie so depressiv werden. Wenn ein Patient uns erzählt, daß er seit zwei Monaten unter Depressionen leide, fragen wir ihn häufig: „Was haben Sie in den letzten zwei Monaten getan, das Ihre Depression verursachen könnte?“ Im allgemeinen blickt er bei dieser Frage überrascht auf und gibt dann zu: „Nun ja, ich hatte eine Affäre, aber ich kann mir nicht vorstellen, daß das etwas mit meiner Depression zu tun hat.“ Nachdem er seine Sünde bekannt, ihr abgeschworen und sich sodann auch selbst vergeben hat, verschwindet die Depression.

Anpassungsschwierigkeiten

Der Ausdruck *Anpassungsschwierigkeiten* beschreibt, was mit an sich gesunden Menschen geschieht, die eine belastende Situation durchleben, sich ihr nicht anpassen können und darauf mit einer gewissen Ruhelosigkeit oder Depressivität reagieren.[4] In 2. Korinther 4,8 –10 schreibt der Apostel Paulus: „Wir sind von allen Seiten bedrängt, aber wir ängstigen uns nicht. Uns ist bange, aber wir verzagen nicht. Wir leiden Verfolgung, aber wir werden nicht verlassen. Wir werden unterdrückt, aber wir kommen nicht um. Wir tragen allezeit das Sterben Jesu an unserm Leibe, damit auch das Leben Jesu an unserm Leibe offenbar werde.“ Wir alle gehen durch Problemsituationen, die uns manchmal bis zu einem gewissen Grade beunruhigen und deprimieren. Normalerweise sind wir jedoch in der Lage, mit dem Problem fertig zu werden und es zu lösen, bevor es sich zu einer klinischen Depression ausweitet.

Falsche Schuldgefühle

Wie zuvor erwähnt, sind zwanghafte Menschen sehr hart und kritisch gegen sich selbst.[5] Sie sind anfällig für Sorgen und falsche Schuldgefühle, die sie am Ende überwältigen und in Depressivität führen. In einem gewissen Sinne hat sich die Person gegen sich selbst gewandt. Das Gewissen richtet sich auf ungesunde Weise gegen das Ich, und schließlich gibt der Mensch dem Ansturm nach und wird depressiv. Die Christen in Galatien wurden von ungesunden Schuldgefühlen geplagt, statt sich von der Liebe und Gnade Christi motivieren zu lassen. Sie hatten ähnliche Probleme wie die Christen heute, die nur das Gesetz und nicht die Gnade kennen. Beschäftigen Sie sich einmal mit dem Galaterbrief, wenn dies ein Problem ist, mit dem Sie persönlich zu kämpfen haben.

Echte Schuld

Echte Schuld kann eine der wichtigsten Ursachen für Depressionen sein. Echte Schuldgefühle mit daraus folgenden Depressionen sind die normale Reaktion bei Christen, die sündigen und mit ihrer Sünde nicht zu Christus kommen. Ja, „Christen", die sündigen, ohne echte Schuldgefühle zu empfinden, sollten ihre Erlösung in Frage stellen. Viele gottesfürchtige Menschen haben an Depressionen aufgrund von Sünde und echter Schuld gelitten. König David sagte: „Denn als ich es wollte verschweigen, verschmachteten meine Gebeine durch mein tägliches Klagen" (Psalm 32,2). Im Brief an Titus ist die Rede von *sieben* verschiedenen Gruppen von Menschen; jede Gruppe ist durch bestimmte Persönlichkeitszüge gekennzeichnet. Zum Beispiel sollen die *Ältesten* untadelig, nicht eigensinnig, nicht jähzornig, keine Säufer, nicht streitsüchtig usw. sein. Die älteren Frauen sollen nicht verleumderisch, nicht dem Trunk ergeben und in der Lage sein, Gutes zu lehren. Sechs dieser sieben Gruppen von Menschen haben ein Merkmal gemeinsam. Im Deutschen wird diese Eigenschaft mit „Besonnenheit" wiedergegeben. Es ist sehr interessant, daß Besonnenheit der einzige gemeinsame Zug dieser sechs Gruppen ist. Bei den jungen Männern steht er sogar an erster Stelle. Mangel an Besonnenheit, darauf folgende Sünde und dann Depression: das ist die Geschichte vieler Christen.

Betrachten wir als Beispielfall dafür eine junge Frau, die im

Ehebruch lebte, aber weder Schuld noch Depressionen empfand. Dennoch behauptete sie, Christ zu sein. Das beunruhigte uns, und deshalb stellten wir ihr die folgenden Verse vor: „Wer Sünde tut, der tut auch Unrecht, und die Sünde ist das Unrecht. Und ihr wißt, daß er erschienen ist, damit er die Sünden wegnehme, und in ihm ist keine Sünde. Wer in ihm bleibt, der sündigt nicht; wer sündigt, der hat ihn nicht gesehen und nicht erkannt. Kinder, laßt euch von niemandem verführen! Wer recht tut, der ist gerecht, wie auch jener gerecht ist. Wer Sünde tut, der ist vom Teufel; denn der Teufel sündigt von Anfang an. Dazu ist erschienen der Sohn Gottes, daß er die Werke des Teufels zerstöre. Wer aus Gott geboren ist, der tut keine Sünde; denn Gottes Kinder bleiben in ihm und können nicht sündigen; denn sie sind von Gott geboren. Daran wird offenbar, welche die Kinder Gottes und welche die Kinder des Teufels sind: Wer nicht recht tut, der ist nicht von Gott, und wer nicht seinen Bruder lieb hat“ (1. Johannes 3,4 –10).

„Das sollst du aber wissen, daß in den letzten Tagen schlimme Zeiten kommen werden. Denn die Menschen werden viel von sich halten, geldgierig sein, prahlerisch, hochmütig, Lästerer, den Eltern ungehorsam, undankbar, gottlos, lieblos, unversöhnlich, verleumderisch, zuchtlos, wild, dem Guten feind, Verräter, unbedacht, aufgeblasen. Sie lieben die Wollust mehr als Gott; sie haben den Schein der Frömmigkeit, aber deren Kraft verleugnen sie; solche Menschen meide! Zu ihnen gehören auch die, die sich in die Häuser einschleichen und gewisse Frauen einfangen, die mit Sünden beladen sind und von mancherlei Begierden getrieben werden, die immer auf neue Lehren aus sind und nie zur Erkenntnis der Wahrheit kommen können“ (2. Timotheus 3,1–7). Diese Verse deuten darauf hin, daß ein Mensch, der sich für eine bewußte Sünde entscheidet und sie willentlich praktiziert, kein Christ ist. Die natürliche Folge der Sünde sind Schuldgefühle; und wenn diese Schuldgefühle nicht durch Bekennen vor Gott aufgelöst werden, rufen sie Depressionen hervor. Christen sündigen jeden Tag und müssen ständig Gottes Verheißung, ihnen ihre Sünden zu vergeben, in Anspruch nehmen (siehe 1. Johannes 1,9; diese Verheißung gilt *nur* für Christen). Ein echter Christ ist nicht in der Lage, für sehr lange Zeit willentlich in einer bewußten Sünde zu verharren, ohne daß ihm tiefe Schuldgefühle und Depressionen daraus entstehen.

In Galater 5,19–21 läßt uns der Apostel Paulus wissen: „Offenkundig sind aber die Werke des Fleisches, als da sind: Unzucht, Unreinheit, Ausschweifung, Götzendienst, Zauberei, Feindschaft, Hader, Eifersucht, Zorn, Zank, Zwietracht, Spaltungen, Neid, Saufen, Fressen und dergleichen. Davon habe ich euch vorausgesagt und sage noch einmal voraus: die solches tun, werden das Reich Gottes nicht erben.“ Auch diese Verse zeigen, daß ein Christ nicht darin verharren kann, eine Sünde zu praktizieren. Es sollte betont werden, daß das Schlüsselwort *praktizieren* lautet. Der Christ praktiziert keine Sünde, er macht seine Sünde nicht zu einer Praxis; er lebt nicht in der Sünde. Das heißt nicht, daß er niemals sündigt! Ein Mensch wird nicht dadurch zu einem Christen, daß er vorgibt oder vorhat, ein sündenfreies Leben zu führen, sondern einfach dadurch, daß er annimmt, was Christus für ihn getan hat. Hat ein Mensch jedoch Christus einmal angenommen, dann wird ihm der Heilige Geist nicht mehr erlauben, ein Leben in Sünde zu führen.

Falsche Perspektiven

Ein verbreiteter Auslöser von Depressionen bei vielen Christen ist eine falsche Perspektive. Wir leben in einer Wohlstandsgesellschaft mit vielen Versuchungen. Nur zu leicht kann der Blick eines Christen in die falsche Richtung gehen. In Psalm 73,1–3 äußert sich Asaph über die Depression, an der er litt, als er eine falsche Perspektive entwickelte: „Gott ist dennoch Israels Trost für alle, die reinen Herzens sind. Ich aber wäre fast gestrauchelt mit meinen Füßen; mein Tritt wäre beinahe geglitten. Denn ich ereiferte mich über die Ruhmredigen, als ich sah, daß es den Gottlosen so gut ging." In den Versen 16 und 17 desselben Psalmes hat er seine Perspektive wieder gerade gerückt, und seine Depression ist behoben. „So sann ich nach, ob ich's begreifen könnte, aber es war mir zu schwer, bis ich ging in das Heiligtum Gottes und merkte auf ihr Ende." Mose dagegen hatte eine stärker auf Gott gerichtete Perspektive. In Hebräer 11,24–26 lesen wir: „Durch den Glauben wollte Mose, als er groß geworden war, nicht mehr als Sohn der Tochter des Pharao gelten, sondern wollte viel lieber mit dem Volk Gottes zusammen mißhandelt werden, als eine Zeitlang den Genuß der Sünde haben, und hielt die Schmach Christi für größeren Reichtum als die Schätze Ägyptens; denn er sah auf die Belohnng." Weil Mose eine Perspektive auf Gott hin hatte, lehnte er den Genuß der Sünde ab, denn er wußte, daß der nur kurze Zeit währen und seinem Leben auf lange Sicht keinen Sinn geben würde. Viele Christen mit kurzsichtigen Perspektiven entscheiden sich für den vordergründigen Genuß wie Drogenmißbrauch oder Ehebruch. Sie wollen damit ihren seelischen Schmerz lindern, doch auf lange Sicht stärkt ein solches Verhalten nur die Depression. Ein Mensch mit weitsichtiger Perspektive dagegen wird sich für Wege entscheiden, die schwerer zu gehen sind, wie etwa zuchtvolles Leben oder tägliches Bibelstudium, doch auf lange Sicht wird sein Handeln den seelischen Schmerz lindern und ihn befähigen, in Übereinstimmung mit sich selbst zu leben.

Eine gesunde Perspektive besteht darin, sich bewußt zu machen, daß nur zwei sichtbare Dinge für immer Bestand haben werden – das Wort Gottes und die Menschen. In Matthäus 24,35 lesen wir: „Himmel und Erde werden vergehen; aber meine Worte werden nicht vergehen." Auch in 2. Petrus 3,10 erfahren wir, daß alles andere am Ende zerstört werden wird. Darum sollten wir unser Leben in die beiden einzigen Dinge, die Bedeutung für die Ewigkeit haben, investieren. Eine ungesunde Perspektive besteht darin, daß wir uns von Satan austricksen lassen und unser Leben mit Dingen vertun, die keinen Bestand haben, sondern unseren seelischen Schmerz nur vorübergehend erleichtern. Eine vernünftige Perspektive besteht darin, unsere Zeit in unsere Kinder und Familien zu investieren, damit alle zu einem Leben in Gemeinschaft mit Gott gelangen. Wie oft erleben Psychiater das Gegenteil! Zum Beispiel erzählt da ein Mann in den besten Jahren, er habe beschlossen, seine Zeit nicht mehr mit seiner Familie zu verplempern und statt dessen ein außereheliches Verhältnis zu beginnen. Natürlich verschafft ihm das nur vorübergehende Erleichterung und führt auf lange Sicht zu viel größeren Problemen. König Salomos Schlußfolgerung, nachdem er seine Erfüllung in Sex, Bildung und Vergnügen gesucht hatte, lautete: „Eitel, eitel, alles ist eitel." Wir sind immer wieder beeindruckt gewesen von Menschen, die ihre Depressionen behoben, indem sie ihre Prioritäten gerade rückten.

Angriffe Satans

Ein weiterer auslösender Faktor bei Depressionen sind Angriffe Satans. Der Apostel Paulus sagt, daß Satan umhergeht wie ein brüllender Löwe und Ausschau hält, wen er verschlingen kann. Paulus schreibt, unser Kampf richte sich nicht gegen Fleisch und Blut, sondern gegen Fürstentümer und Gewalten, gegen die Herrscher der Finsternis dieser Welt, gegen die bösen Geister unter dem Himmel. Nichts tut Satan lieber, als Christen durch Depressionen unschädlich zu machen. Christus möchte, daß wir unsere Sünden bekennen, unsere Probleme lösen und so unsere Depressionen beheben.

Wenn jemand sich niedergeschlagen fühlt, wie kann er wissen, ob Gott ihm etwas sagen möchte oder ob er sich einfach nur unnötige Sorgen macht? Das Folgende kann vielleicht eine Hilfe sein. Wenn der Grund für die Entmutigung und Depression nur verschwommen erkennbar ist, dann handelt es sich aller Wahrscheinlichkeit nach nicht um eine besondere Botschaft von Gott, denn Gott ist kein Urheber von Verwirrung (siehe 1. Korinther 14,33). Es dürfte auch dann keine besondere Botschaft Gottes sein, wenn sich der Betroffene völlig hilflos fühlt und keinen Ausweg sieht, denn bei Gott gibt es immer Hoffnung, wenn man vor einem Problem steht. Das gleiche gilt auch dann, wenn die Person sich erniedrigt und wertlos fühlt, denn bei Gott ist man sich seines Wertes bewußt und erkennt, daß man durch den Umgang mit dem Problem aufgebaut werden kann.

Leben aus eigener Kraft

Ein wichtiger Grund für Entmutigungen unter engagierten Christen ist der Versuch, aus eigener Kraft zu leben und für Christus zu wirken. Das christliche Leben ist eindeutig ein übernatürliches Leben und kann nur aus der Kraft des Heiligen Geistes heraus gelebt werden. So konnte der Apostel Paulus sagen: „Ich vermag alles durch den, der mich mächtig macht" (Philipper 4,13). In Römer 7,24 dagegen äußert er sich über die Entmutigung, die er erfuhr, als er aus eigener Kraft für Gott zu leben versuchte.

Wenn Gott eine bestimmte Aufgabe hat, für die sich ein Mensch zur Verfügung stellt, dann wird er sein Ziel erreichen. Sich darüber hinaus Verantwortung aufzuladen, ist (selbst wenn es sich um christliche Aktivitäten handelt) unnötig und eine Hauptursache für Entmutigung.

Falsche Prioritäten

Zuallererst ist Gott daran interessiert, daß ein Mensch ihn wirklich kennenlernt (siehe Philipper 3,10). An zweiter Stelle möchte Gott, daß wir die Bedürfnisse unserer Familie erfüllen (siehe 1. Timotheus 5,8), und drittens möchte er, daß wir in der Zeit, die uns nach der Gemeinschaft mit Gott, unserem Ehepartner und unseren Kindern noch bleibt, anderen je nach unseren Fähigkeiten und Möglichkeiten dienen. Viele christliche Mitarbeiter vernachlässigen aus unbewußtem Stolz und einem Bedürfnis nach Anerkennung heraus ihre Familien, doch hier sind die Prioritäten falsch gesetzt. Auch die Ignorierung unseres Bedürfnisses nach ausreichendem Schlaf und nach Erholung ist eine weitere falsche Priorität. Im dritten Teil dieses Buches werden wir näher auf die richtigen Prioritäten eingehen.

Viele Menschen sind in der Lage, mit ihren Problemen fertig zu werden und Depressionen von sich fernzuhalten, bis eine außergewöhnliche Belastung als Auslöser eintritt und sie aus der Bahn wirft. Wann immer Depressionen die Folge sind, haben zuvor die auslösenden Belastungen (worin sie auch bestehen mögen) unterdrückten Zorn bewirkt. Auf irgendeine Weise ist dieser Faktor an jeder echten klinischen Depression beteiligt. Die meisten der genannten Belastungen treten durch unsere eigenen sehr subtilen, unbewußten, selbstzerstörerischen Haltungen, Emotionen und Verhaltensmuster ein. Doch das Leben hat auch reichlich äußere Belastungen für jeden von uns parat, wie den Verlust eines geliebten Menschen oder die Aussicht auf unseren eigenen Tod. Keine der in diesem Abschnitt behandelten Belastungen führen zu einer Depression, wenn wir verantwortlich damit umgehen. Wir wiederholen es noch einmal: Das Glück kann man wählen.

7.
Kräfte, die uns depressiv machen

Dieses Kapitel soll der Zusammenfassung einiger psychologischer und biologischer Wirkungsmechanismen dienen, die in diesem Buch bisher nicht behandelt wurden. Wir sind sicher, daß diese Zusammenfassung nicht nur für christliche Seelsorger, sondern auch für Laien von Nutzen sein wird. Wir haben bereits gesehen, daß manche Erwachsenen aufgrund von ungesunden Familienstrukturen, insbesondere in den ersten sechs Lebensjahren, anfälliger für Depressionen sind als andere. Eine der Hauptursachen dafür besteht darin, daß schon kleine Kinder lernen, ihren Zorn zu unterdrücken, anstatt ihn taktvoll und konstruktiv auszudrücken. Ein weniger wichtiger Faktor ist die Vererbung. Die inneren Abläufe und Mechanismen bei zwanghaften (perfektionistischen) und hysterischen (emotionalen) Menschen sind in den vorangegangenen Kapiteln skizziert worden. All diese Faktoren machen einen Menschen anfällig für Depressionen. Dann tritt eine außergewöhnliche Belastung als Auslöser ein. Jemand, der die Grundsätze dieses Buches auf sein Leben anwendet, könnte mit jeder dieser außergewöhnlichen Belastungen fertig werden, ohne von einer klinischen Depression befallen zu werden, auch wenn er eine vorübergehende Trauerreaktion durchlebt. Ein anderer jedoch, der durch frühe Einflüsse aus der Umwelt (und möglicherweise durch seine Erbanlagen) prädisponiert und gewohnt ist, seinen Zorn zu unterdrücken, wird eine ausgewachsene Depression entwickeln. Er wird einige der physiologischen Symptome aufweisen, die in Kapitel 2 erwähnt wurden.

Ein erlerntes Muster

In vielen Familien sind die Eltern depressiv; die Kinder lernen, sich mit ihren Eltern zu identifizieren und übernehmen deren Methode, mit Belastungen umzugehen. Depressivität wird so als Lebensweise erlernt und als Verhaltensmuster übernommen. Manche Familien geben diesen depressiven Lebensstil von einer Generation zur nächsten weiter, denn Kinder identifizieren sich nun einmal mit ihren Eltern und werden ihnen ähnlich in ihrer Persönlichkeit und in der Art, wie sie sich in bestimmten Situationen verhalten. Im Gehirn gibt es einen Bereich, das sogenannte limbische System, der für die Stimmungen verantwortlich ist. Hier wird bestimmt, ob jemand sich heiter, niedergeschlagen oder eher ausgeglichen fühlt. Gehirn-Amine sind Überträgerstoffe, die in den synaptischen Spalten zwischen den Nervenzellen schwimmen. Ein Mangel an solchen Überträgerstoffen (Norepinephrin und Serotonin) gilt als wichtiger Faktor bei der Entstehung von Depressionen. Unterdrückter Zorn wiederum verursacht eine Absenkung dieser Amine. Infolgedessen funktioniert das Nervensystem nicht richtig, und der Betroffene kann unter anderem von Schlaflosigkeit, Ermüdungserscheinungen, Appetitveränderungen oder Herzflattern befallen werden. Menschen, die sich während ihrer ganzen Kindheit mit negativ gestimmten, chronisch depressiven Eltern identifiziert haben, werden ähnliche Einstellungen erlernen. Dementsprechend werden sie mehr als ihren durchschnittlichen Anteil an unterdrücktem Zorn aufweisen und häufig an einem Mangel an Gehirn-Aminen leiden. Einige Wissenschaftler vermuten, daß sich das Nervensystem diesem depressiven Lebensstil anpaßt, indem es den Aminspiegel immer etwas zu niedrig hält, also sozusagen in eine Art „biologische Gewohnheit“ verfällt. Sollte sich diese Vermutung als richtig erweisen, so wäre bei solchen Menschen eine medikamentöse Behandlung von entscheidender Bedeutung, um den erforderlichen Stand der Gehirn-Amine wieder herzustellen. Doch Vorbeugen ist besser als Heilen; lassen Sie uns deshalb dafür sorgen, daß unsere Kinder nicht in einem depressiven Lebensstil erzogen werden.

Manipulation

In manchen Fällen wird Depressivität zu einem Mittel, andere unter Druck zu setzen. Vielfach werden depressive Stimmungen dazu benutzt, andere zu manipulieren und den eigenen Willen durchzusetzen. So können zum Beispiel Ehefrauen eine „Depression" einsetzen, um ihre Männer in die Knie zu zwingen, oder Kinder, um ihre Eltern zu manipulieren. Man sollte Kinder ermutigen, ihre Gefühle zu zeigen, aber nicht zulassen, daß sie andere manipulieren, indem sie sich traurig stellen.

Gewissensberuhigung

In einer Depression wendet sich das Ich gegen sich selbst. Wenn sich also jemand deprimiert und unglücklich fühlt, dann hat er den Eindruck, daß er nur bekommt, was er verdient. Das beruhigt und beschwichtigt sein Gewissen. Es ist ein selbstverursachter seelischer Schmerz, der das strafende Gewissen zum Schweigen bringen soll. Auf die entsprechende Therapie werden wir später eingehen, doch diese Menschen müssen lernen, daß sie eine Bestrafung Gott überlassen müssen und aufhören sollten, sich selbst zu bestrafen. Möglicherweise wird Gott es für richtig halten, sie zu züchtigen, aber wenn er das tut, dann ist es ganz allein seine Sache.

Gestörtes Denken

Wenn jemand depressiv wird, verursacht ihm sein Denken zunehmend seelische Schmerzen. Mit anderen Worten, er fühlt sich immer hoffnungsloser, hilfloser, wertloser und schuldiger. Er verdammt und erniedrigt sich selbst, was wiederum zu neuen schmerzhaft-negativen Gedanken führt. Es ist ein Teufelskreis. Kann ein Mensch seine Empfindungen über sich selbst verändern, indem er das verändert, was er zu sich selbst sagt? Patienten haben oft den Eindruck, daß es ihnen bedeutend besser geht, wenn sie anfangen, anders zu sich selbst zu reden. Es ist ihnen eine echte Hilfe, wenn sie nicht mehr so hart mit sich selbst ins Gericht gehen. Wenn ein depressiver Mensch von zwanzig Menschen gelobt und von einem kritisiert wird, wird er sich auf die Kritik des einen fixieren und das Lob der zwanzig vergessen. Er muß ermutigt werden, diesen Trend umzukehren, anzufangen, das Positive und nicht das weniger wichtige und weniger häufige Negative zu sehen.

Falsche Belohnung

Kinder lernen nach dem Prinzip von Lohn und Strafe. Wird ein Verhalten belohnt, legen sie es verstärkt an den Tag. Wird es bestraft, versuchen sie, es zu vermeiden. Wenn ein Kind zum Beispiel für seine Depressivität belohnt wird, indem es nicht zur Schule zu gehen braucht und besondere Aufmerksamkeit bekommt, wird es dazu neigen, Depressivität als Lebensstil zu entwickeln. Es wird für seine Depression belohnt, und dadurch wird die Depression verstärkt.

Unterfunktion der Schilddrüse

Auch eine Unterfunktion der Schilddrüse kann Depressionen verursachen.[1] Viele Allgemeinmediziner wissen seit Jahren, daß in gewissen (seltenen) Fällen von Depressionen eine medikamentöse Behandlung der Schilddrüse hilft.[2] Hier wie auch in einigen anderen Fällen scheint das sogenannte Thyreotropin-releasing-Hormon (THR_6) zu helfen. Andere Wissenschaftler vermuten, daß Depressionen manchmal die Schilddrüse beinträchtigen und zur Ausbildung einer Unterfunktion beitragen können. Es ist bekannt, daß Seele und Körper in einer engen Beziehung zueinander stehen, aber es ist nicht immer ganz klar, wie sich Ursache und Wirkung verteilen.

Hypoglykämie

Hypoglykämie wird zur Zeit in der öffentlichen Diskussion stark überbetont. Über diese Störung sind viele Bücher geschrieben worden. Ermüdungserscheinungen, Depressionen und nahezu jede andere Erkrankung wurden der Hypoglykämie zugeschrieben. Diese Überbetonung hat die konservativeren Mediziner skeptisch werden lassen. Es gibt Hypoglykämie; sie kann erhöhte Ruhelosigkeit verursachen und bestehende emotionale Probleme verstärken. Man sollte diese Krankheit jedoch nicht als Erklärung für jede Art von Ruhelosigkeit oder Depressivität benutzen. Auf jeden Patienten, der von echter Hypoglykämie betroffen ist, kommen wahrscheinlich hundert hysterische und depressive Menschen, die in dem Bestreben, ihre Depression mit anderen als psychologischen und geistlichen Begriffen zu erklären, ihre Probleme der „Hypoglykämie" zuschreiben.

Schwankungen bei den biogenen Aminen

Wir erwähnten bereits, daß die biogenen Amine des Gehirns Überträgerstoffe sind, die im synaptischen Spalt zwischen zwei Nervenzellen schwimmen. Ein Absinken dieser Überträgerstoffe gilt als wesentlicher Faktor für die Entstehung von Depressionen.[3] Es gibt verschiedene Gründe, die diese Hypothese stützen:

- Vor einigen Jahren wurde ein Medikament namens Reserpin als Therapie gegen Bluthochdruck eingesetzt. Dabei wurde beobachtet, daß einige der mit Reserpin behandelten Personen von Depressionen befallen wurden. Heute ist bekannt, daß Reserpin die biogenen Amine absinken läßt. Reserpinhaltige Medikamente verursachen nicht nur beim Menschen depressive Symptome, sondern, wie sich bei Laborexperimenten gezeigt hat, auch bei Tieren.
- Medikamente, die bei der Behandlung von Depressionen eingesetzt werden, erhöhen, wie man weiß, den Pegel der biogenen Amine. Offenbar verschwinden die Depressionen oder zumindest viele ihrer Symptome, sobald die biogenen Amine einen normalen Stand erreichen. Versuche haben gezeigt, daß solche Medikamente bei Tieren Überwachheit und Rastlosigkeit hervorrufen. Mit anderen Worten, ihre Stimmung wird gehoben.
- Der Gehalt an Katecholamin-Metaboliten (den Abbauprodukten der biogenen Amine) im Urin schwer depressiver Personen ist niedrig.
- Zu den Hinweisen, daß Depressionen eine biologische Erscheinung sein können, kommt der Umstand, daß bei Depressionen körperliche Symptome auftreten. Zum Beispiel sind Symptome wie Schlaf- und Appetitstörungen, Störungen des Sexualtriebes usw. festzustellen. Man hat auch herausgefunden, daß Depressionen häufig im Zusammenhang mit bestimmten körperlichen Erkrankungen auftreten, wie zum Beispiel Stoffwechselstörungen. Dies würde die Hypo-

these, daß biologische Faktoren für Depressionen mitverantwortlich sind, zusätzlich stützen.

– Das biogene Amin, dem in Amerika bisher die größte Aufmerksamkeit geschenkt wurde, ist das Norepinephrin. Aus den Untersuchungen über Norepinephrin ist die „Katecholamin-Hypothese" hervorgegangen. Diese Theorie besagt, daß Depressivität die Folge eines Mangels an dem gesamten biogenen Amin sei. Vermutlich ist dies eine zu starke Vereinfachung! Weitergehende Forschungen haben zu der Annahme geführt, daß in bestimmten Fällen von Depressivität auch andere biogene Amine eine Rolle spielen. Zum Beispiel ist in europäischen Untersuchungen eine Störung des Serotonin-Spiegels festgestellt worden. Wahrscheinlich liegt in manchen Fällen von Depressivität ein Mangel an Norepinephrin zugrunde, so daß der Patient auf Medikamente wie Tofranil, die den Norepinephrin-Spiegel heben, positiv anspricht. In anderen Fällen liegt ein Mangel an Serotonin vor, der mit einem Medikament wie Sinquan, das den Serotonin-Spiegel hebt, behandelt werden kann. Tofranil hebt vermutlich sowohl den Norepinephrin- als auch den Serotonin-Spiegel und wird daher häufiger eingesetzt als die meisten anderen Antidepressiva.

Hormonelle Störungen

Seit einiger Zeit ist bekannt, daß zwischen Depressionen und hormonellen Störungen ein Zusammenhang besteht.[4] Aufgrund neuerer intensiver Forschungen in diesem Bereich tritt dieser Zusammenhang noch klarer zutage. Die Hypophyse (Hirnanhangdrüse), auch „Hormondirektor" genannt, produziert Hormone wie ACTH (adrenocorticotropes Hormon), das Wachstumshormon, das luteinisierende Hormon Prolaktin und das schilddrüsenstimulierende Hormon TSH. In Wirklichkeit ist „Hormondirektor" wahrscheinlich eine irreführende Bezeichnung, denn wir wissen heute, daß die Hirnanhangdrüse eigentlich durch den nahegelegenen Hypothalamus gesteuert wird. Beide Drüsen befinden sich im Gehirn und sind nur so groß wie eine kleine Murmel. Der Hypothalamus sondert Auslöserstoffe ab, die wiederum die Hirnanhangdrüse veranlassen, die oben erwähnten Hormone zu produzieren. Weiterhin ist bekannt, daß diese Auslöserstoffe aus dem Hypothalamus durch biogene Amine wie das Norepinephrin kontrolliert werden. Und das ist, wie wir wissen, wieder der Stoff, der in Fällen von Depressivität in zu geringer Menge vorhanden ist. Wenn also im Gehirn eine Störung der biogenen Amine vorliegt, sind nachgewiesenermaßen Depressionen und gleichzeitig hormonelle Anomalien die Folge. Man hat herausgefunden, daß es bei Depressionen zu einer Erhöhung des Cortisol-(Streßhormon-)Spiegels im Blut kommt. Wenn der Cortisol-Spiegel ansteigt, wird die Bildung von Lymphozyten (bestimmten weißen Blutkörperchen) unterdrückt. Lymphozyten produzieren Antikörper. Mit *weniger Antikörpern* wird der Betroffene anfälliger für nahezu alle körperlichen Krankheiten. Mit anderen Worten, unterdrückter Zorn führt zu einer Absenkung des Norepinephrin-Spiegels; diese wiederum führt zu einer stärkeren Absonderung des ACTH-Auslöserstoffes im Hypothalamus, was eine erhöhte Produktion von ACTH in der Hirnanhangdrüse zur Folge hat. Daraufhin erfolgt eine höhere Cortisol-Absonderung in der Nebenniere, die zu einem Absinken der Lymphozytenzahl beiträgt. Dadurch fehlen den Menschen Antikörper, so daß eine erhöhte Anfälligkeit für nahezu alle ansteckenden Krankheiten gegeben ist. *Unterdrückter Zorn ist vermutlich die häufigste Todesursache.*

Man hat außerdem herausgefunden, daß eine Verminderung des luteinisierenden Hormons und des Wachstumshormons auftreten kann. Daß ein Abnehmen der Libido (des Sexualtriebes) bei Depressionen häufig vorkommt, ist allgemein bekannt. Dies liegt möglicherweise an den Auswirkungen des endokrinen Systems auf die Sexualhormone. Es ist auch interessant, daß es bei manchen Menschen zu einer vorübergehenden Erleichterung der depressiven Symptome kommt, wenn man ihnen Thyreotropin-releasing-Faktor verabreicht. All diese Daten stützen die Hypothese, daß es einen inneren Zusammenhang zwischen Depressionen, zu wenig biogenen Aminen und Störungen des endokrinen Systems gibt.

Elektrolyt-Störungen

Eine Elektrolyt-Störung ist eine häufige Begleiterscheinung depressiver Erkrankungen.[5] So hat man zum Beispiel sowohl bei depressiven als auch bei manischen Patienten eine Störung der Verteilung von Natrium und Kalium festgestellt. Ob diese Störung primär oder sekundär ist, ist unklar. Das heißt, man weiß nicht genau, ob sie die Depression verursacht oder eine Folge der Depression ist (wahrscheinlich aber letzteres). Elektrolyte spielen offenbar eine wichtige Rolle bei der Synthese, Lagerung, Auslösung und Inaktivierung von Überträgerstoffen wie Norepinephrin. Veränderungen in der Elektrolyt-Verteilung können auf verschiedene Weise eintreten. Zum Beispiel wird die Natrium-Verteilung durch Hormone wie Cortisol und Aldosteron beeinflußt. Cortisol wiederum ist von dem Pegel biogener Amine wie dem Norepinephrin abhängig. Was wodurch zuerst beeinflußt wird, ist immer noch eine Frage, die Gelegenheit zu interessanten Forschungen gibt. Ein letzter Hinweis darauf, daß Elektrolyte bei Gemütskrankheiten eine Rolle spielen, ist die Tatsache, daß Lithiumsalze die Behandlung der manisch-depressiven Krankheit hervorragend unterstützen. Wie diese Lithiumsalze im einzelnen auf den Elektrolyt-Stoffwechsel einwirken, ist nicht klar. Vielleicht haben sie einen gewissen Einfluß auf die „Natrium-Pumpen"-Aktivität in den Nieren.

Infektionskrankheiten

Häufig sind Infektionen von Depressionen begleitet. Selbst wenn jemand nur an einer relativ harmlosen Infektion der oberen Atemwege leidet, wird er unter Umständen feststellen, daß er gleichzeitig leicht depressiv wird. Dieser Zusammenhang liegt auf der biochemischen Ebene des Körpers. Infektionskrankheiten können also ein vorübergehendes depressionsähnliches Syndrom auslösen. Wie bereits erwähnt, können auch umgekehrt Depressionen einen Menschen anfälliger für alle möglichen ansteckenden Krankheiten, einschließlich der Infektionserkrankungen, machen.

Übermüdung

Eine der verbreitetsten Ursachen für Depressionen ist das recht alltägliche Problem der Übermüdung. Wenn jemand körperlich und emotional überstrapaziert ist, können Depressionen die Folge sein. In 1. Könige 19 wird berichtet, daß auch Elia von Depressionen befallen wurde, als er sich körperlich und seelisch überanstrengte. Viele Studenten kennen die Depressionen, die sich einstellen, wenn man die ganze Nacht aufbleibt, um zu lernen, oder versucht, viele Nächte hintereinander mit fünf oder sechs Stunden Schlaf auszukommen. Unser Schlafbedürfnis zu ignorieren ist eine Sünde, weil unser Körper ein Tempel Gottes ist. Ein normaler Mensch braucht acht Stunden Schlaf pro Nacht, allein schon, um genügend Zeit zum Träumen zu haben, denn Träume helfen uns, unsere geistige Gesundheit zu bewahren. *Alle Erwachsenen träumen* während einer Schlafzeit von neunzig Minuten ungefähr zwanzig Minuten lang, doch sie können sich an ihre Träume nicht erinnern, es sei denn, sie wachen während eines Traumes auf. Drei Nächte ohne Träume (selbst bei reichlichem Schlaf) würden die meisten Menschen depressiv und auch etwas paranoid werden lassen. Und welche chemischen Stoffe im Gehirn sind es, die das Träumen auslösen und in Gang halten? Neuere Forschungen haben bewiesen, daß Norepinephrin und Serotonin (insbesondere aus dem verlängerten Rückenmark im unteren Teil des Gehirns) diese Aufgabe übernehmen. In unseren Träumen werden all unsere gegenwärtigen unbewußten Konflikte symbolisiert. Jeder Traum hat eine symbolische Bedeutung. Normalerweise sind Träume unbewußte Wunscherfüllungen in symbolischer Form. Wenn ein Mensch also das Glück wählt, dann muß er sich auch für gesunde Schlafgewohnheiten entscheiden. Schlafen und Träumen sind *notwendig,* um Leben und Gesundheit zu erhalten.

Depressionen bei Jugendlichen

Wenn Erwachsene depressiv werden, dann sehen sie depressiv aus und verhalten sich auch so. Wenn jedoch Jugendliche depressiv werden, stellt sich ihre Depression auf etwas untypische Weise dar. Statt depressiv auszusehen und zu handeln, können sie ihre Depressionen „ausleben". Zum Beispiel beginnen gewissenhafte Jugendliche mit ethischen Grundsätzen vielleicht plötzlich zu stehlen, zu lügen, Drogen zu nehmen oder sexuell über die Stränge zu schlagen, weil sie depressiv sind. Nehmen wir den Fall eines Mädchens, das von seiner Mutter in die Therapie gebracht wurde, weil es sexuelles Fehlverhalten zeigte und Drogen nahm. Das Mädchen war bis vor wenigen Monaten eine sehr sittsame junge Dame gewesen. Nachdem wir der Mutter mitgeteilt hatten, daß ihre Tochter an Depressionen litt, nannten wir ihr einige Grenzen, die sie dem Mädchen setzen sollte. Die Tochter erhielt eine Therapie und antidepressive Medikamente. Innerhalb weniger Wochen war sie wieder die gewissenhafte junge Dame, die sie immer gewesen war. Hunderte von Jugendlichen sind auf ähnliche Weise behandelt worden. Diese Behandlung würde jedoch nicht funktionieren bei Jugendlichen, die verwöhnt sind und sich schon ihr ganzes Leben danebenbenommen haben.

Kinder werden oft depressiv, nachdem sich ihre Eltern haben scheiden lassen. Auch sie leben ihre Depression aus. Sobald sie über den Zorn, den sie ihren Eltern gegenüber empfinden, gesprochen und den Eltern für ihre Scheidung vergeben haben (ob sie die Vergebung verdienen oder nicht), geht es den Kindern besser. Auch Jugendliche, die nach dem Tod ihres Vaters über die Stränge schlagen, beginnen, sich besser zu fühlen, sobald sie in der Lage sind, über den Tod und über ihre Gefühle zu sprechen.

Wochenbettdepressionen

Es ist nicht ungewöhnlich, daß eine Frau nach der Geburt ihres Kindes schwer depressiv wird.[6] Diese Wochenbettdepression tritt meistens bei Müttern auf, die ihre gemischten Gefühle bezüglich ihrer neuen Rolle und neuen Lebenssituation unterdrücken. Es ist relativ normal, daß eine Mutter gemischte Gefühle hat, wenn sie ein Kind erwartet. Ein Kind versorgen zu müssen und zu erziehen ist eine riesige Verantwortung. Wenn die Mutter jedoch meint, solche Ängste vor der Verantwortung nicht haben zu dürfen und sie diese Gefühle unterdrückt, werden Depressionen die Folge sein. Dabei wäre es soviel einfacher, die Ängste einzugestehen und mit dem Ehemann oder einer anderen Frau darüber zu sprechen. Gelegentlich drücken Mütter ihre innere Unsicherheit aus, indem sie eine übersteigerte Angst entwickeln, das Baby zu verletzen. Das ist nicht ungewöhnlich. Sobald eine Mutter in der Lage ist, über dieses Gefühl zu sprechen, wird sich ihre Depression beheben, doch manchmal sind auch antidepressive Medikamente notwendig. (Antidepressiva sollten aber während der Stillperiode vorsichtig angewendet werden.)

Depressionen in der Mitte des Lebens

Depressionen in der Mitte des Lebens sind sehr verbreitet.[7] Besonders häufig treten sie bei zwanghaften Menschen auf, die den Eindruck haben, daß sie niemals die Ziele erreichen werden, die sie sich gesetzt haben. Durch diese Erkenntnis werden sie sehr zornig auf sich selbst und geraten in Depressivität.

Auch die vielen eintretenden Verluste in diesem Lebensabschnitt tragen zu einem häufigen Auftreten der Depression bei. Untersuchungen haben zum Beispiel ergeben, daß die größte Angst einer Frau in ihren mittleren Jahren die ist, ihr gutes Aussehen zu verlieren. Die zweitgrößte Angst ist, daß sie ihren Partner verlieren und allein sein wird. Hinzu kommt, daß eine Frau zu diesem Zeitpunkt ihre Kinder verliert, weil diese das Elternhaus verlassen. Auch die Aufmerksamkeit, die ihr Mann ihr in früheren Jahren erwiesen hat, wird vielleicht nicht mehr die gleiche sein. Als Reaktion auf diese Verluste kann sie depressiv werden.

Auch Männer neigen in der Mitte des Lebens zu Depressionen und drücken dies oft durch falsches Verhalten auf sexuellem Gebiet aus. Wie um sich selbst zu beweisen, daß sie ihre Jugend nicht verlieren, fühlen sie sich oft zu einer jüngeren Frau hingezogen. Dies ist die Folge einer tiefen Unsicherheit – sie versuchen, sich selbst vorzugaukeln, sie wären immer noch jung und dynamisch. So kann sich die Depression der mittleren Jahre in sexuellem Fehlverhalten äußern. Andere Erscheinungsformen sind zunehmender Alkoholkonsum, Gewichtszunahme oder die bereits aufgelisteten normalen Symptome einer Depression.

Depressionen bei älteren Menschen

Bei älteren Menschen ist oft eine Verstärkung von grundlegenden Persönlichkeitszügen zu beobachten. So kann ein Mensch, der sein Leben lang ein wenig zu Depressivität neigte, *noch depressiver* werden, wenn er älter wird. Handelt es sich dagegen um einen Menschen, der das Leben positiv auffaßt und dessen Selbstwertgefühl auf geistlicher Weisheit beruht, so wird er um so glücklicher und weiser werden, je älter er wird, denn sein Selbstwertgefühl nimmt immer noch zu. Seine grundlegenden Bedürfnisse (Selbstwertgefühl, Nähe zu anderen und Nähe zu Gott) werden nach wie vor befriedigt, sie werden sogar noch vollständiger erfüllt als je zuvor. Im Alter nehmen unsere Hemmungen durch den Verlust bestimmter Gehirnzellen ab, so daß gesteigerte Schuldgefühle zu einem Problem werden können. Ältere Menschen leiden oft auch an Depressionen, weil sie vereinsamen, nachdem sie ihren Ehepartner verloren haben. In einem solchen Fall tut es gut, mit Freunden desselben Geschlechts Gemeinschaft zu haben.

Depressionen als Rache

Viele Menschen benutzen ihre Depressionen, um ihrem Zorn Luft zu machen und es anderen heimzuzahlen. Indem sie ihrem Zorn auf diese Weise Ausdruck geben, verschaffen sie sich eine gewisse Erleichterung, aber sie machen andere dadurch unglücklich. Mit einem chronisch depressiven Menschen zusammenleben zu müssen ist eine Strafe, und genau das ist häufig die unbewußte Absicht des depressiven Partners. Solche depressive Patienten bitten wir, sich bessere Wege auszudenken, um sich an ihren Partnern zu „rächen“ (das ist natürlich ein scherzhafter Vorschlag). Dann ermutigen wir sie, ihren Zorn aufzuarbeiten und ihren Partnern zu vergeben, damit sie ihre Depression aufgeben können.

Heischen nach Aufmerksamkeit

Häufig setzen Menschen ihre Depression ein, um Aufmerksamkeit von anderen zu erlangen. Das hat Ähnlichkeit mit dem Einsatz von Depressionen zur Manipulation anderer (den wir bereits behandelt haben). In der Tat verschafft eine Depression einem Menschen anfangs viel Aufmerksamkeit. Allerdings geht der Schuß oft nach hinten los, denn die Familie und die Freunde des Depressiven werden es bald leid, auf ihn einzugehen. Durch Depressionen nach Aufmerksamkeit zu heischen, führt oft zum Verlust sowohl des Partners als auch der Freunde. Dann ist eine wirklich schwere Depression die Folge.

Maskierte Depression

Der Ausdruck „maskierte Depression" wurde in den fünfziger Jahren populär.[8] Diese Erscheinung ist gekennzeichnet durch körperliche Beschwerden, die offenbar keine echte organische Ursache haben. Ein solcher Zustand ist durch antidepressive Medikamente leicht zu beeinflussen. Die körperlichen Beschwerden können in Form von Kopfschmerzen oder Schmerzen an verschiedenen Körperteilen auftreten. Wie bereits erwähnt, übertragen Menschen häufig ihre emotionalen Konflikte auf körperliche Beschwerden, um sich selbst über ihre emotionalen Konflikte hinwegzutäuschen – ein Abwehrmechanismus, um das Gesicht nicht zu verlieren.

Lebensveränderungen

In der Praxis hatten wir einen jungen Mann, der nicht verstehen konnte, warum er depressiv war. In seinem Leben waren im vergangenen Jahr einige Veränderungen eingetreten. Als er die Anzahl der „Lebensveränderungseinheiten" zusammenzählte, die er erlebt hatte, kam er auf mehr als vierhundert. Die Wissenschaftler haben herausgefunden, daß eine Ansammlung von zweihundert oder mehr solcher Einheiten in einem Jahr zu einem deutlichen Ansteigen der psychischen Erkrankungen führt. Vergleichen Sie dazu die Tabelle „Streßbelastung durch Anpassung an Veränderungen", die von Homes und Rahe aufgestellt wurde.[9]

STRESSBELASTUNG DURCH ANPASSUNG AN VERÄNDERUNGEN*

Ereignis	**Stärke der Belastung**
Tod des Ehepartners	100
Scheidung	73
Getrennt leben	65
Gefängnisstrafe	63
Tod eines nahen Angehörigen	63
Eigene Verletzung oder Krankheit	53
Eheschließung	50
Entlassung aus dem Arbeitsverhältnis	47
Eheliche Versöhnung	45
Ruhestand	45
Veränderter Gesundheitszustand eines Familienmitgliedes	44
Schwangerschaft	40
Sexuelle Schwierigkeiten	39
Neues Familienmitglied	39
Geschäftliche Veränderung	39
Finanzielle Veränderung	38
Tod eines engen Freundes	37
Veränderung des beruflichen Fachgebietes	36
Veränderung der Anzahl der Auseinandersetzungen mit dem Ehepartner	35

Kreditaufnahme über 20 000 DM	31
Vorzeitige Kündigung eines Kredits durch die Bank	30
Veränderung des beruflichen Aufgabenbereichs	29
Sohn oder Tochter verläßt Elternhaus	29
Probleme mit Schwiegersöhnen oder -töchtern	29
Herausragender persönlicher Erfolg	28
Schulbeginn oder -abgang	26
Veränderung der Lebensbedingungen	25
Änderung persönlicher Gewohnheiten	24
Ärger mit dem Chef	23
Änderung der Arbeitszeiten oder -bedingungen	20
Wohnsitzwechsel	20
Neue Schule	20
Neue Freizeitbeschäftigung	19
Neue Aktivitäten in der Gemeinde	19
Neue soziale Aktivitäten	18
Kredit unter 20 000 DM	17
Veränderte Schlafgewohnheiten	16
Veränderte Anzahl von gemeinsamen Familienaktivitäten	15
Änderung der Ernährungsgewohnheiten	15
Urlaub	13
Weihnachten	12
Kleinere Gesetzesverletzungen	11

Eine Veränderung, die Streß verursacht und eigentlich eine Form von Verlust darstellt, ist ein Wechsel des Wohnorts. Kinder, deren Familien oft umziehen, werden häufig von Depressionen befallen.

Wie in der Tabelle zu erkennen ist, ist der Tod eines Ehepartners, Elternteils oder sonstigen nahen Verwandten die Veränderung, die den größten Streß verursacht. Im ersten Jahr nach dem Verlust steigt sogar die Sterblichkeitsrate merklich an.[10]

Kinder leiden am meisten, wenn sie mit dem Verlust eines Elternteils konfrontiert werden. Das kann sich durch offenkundige Depressionen, durch Fehlverhalten oder durch besondere Anhänglichkeit äußern. Je unsicherer sich ein Kind fühlt, desto stärker klammert es sich an die Zurückgebliebenen. Ein solches Kind kann auch im späteren Leben anfälliger für Depressionen bleiben.[11]

Menschen haben einen Widerwillen gegen Veränderungen. Depressive Menschen halten sogar oft an vertrauten Verhaltensmustern fest, obwohl sie ihnen großes Leid verursachen. (Gleichzeitig können solche Menschen unaufhörlich über diese Zustände klagen.) Zum Beispiel kann sich eine masochistische und depressive Frau von ihrem sadistischen Mann scheiden lassen, nur um postwendend einen anderen sadistischen Mann zu heiraten. Ihre Geschichte bringt dann vielleicht an den Tag, daß schon ihre Eltern sadistisch waren. Als sie heranwuchs, wurde sie von anderen übervorteilt und unfair behandelt. Das gefiel ihr nicht, aber es wurde zu einem vertrauten Muster – ein Muster, an dem sie in ihrem gegenwärtigen Leben festzuhalten versucht.

Depressionen aus unterschiedlichen Blickwinkeln

In der psychiatrischen Literatur werden die Depressionen in zehn große Klassen unterteilt. Es gibt jedoch noch andere Möglichkeiten, Depressionen zu klassifizieren, etwa danach, ob eine Depression geistlichen oder psychologischen Ursprungs ist und ob sie durch endogene oder durch exogene Faktoren bedingt ist.[12]

Unipolare oder bipolare Depressionen

Eine Möglichkeit, Depressionen zu klassifizieren, ist die Unterscheidung nach unipolaren und bipolaren Depressionen.

Unipolare Depressionen sind durch Stimmungsschwankungen gekennzeichnet, die sich ausschließlich zwischen einer durchschnittlichen, ausgeglichenen Stimmungslage und einer depressiven Stimmungslage bewegen. Bei einer bipolaren Depression dagegen tritt ein Wechsel zwischen einem überdrehten oder manischen Zustand und einem depressiven Zustand auf. Unipolare Depressionen sind weitaus häufiger als bipolare. Bei ihnen scheint ein weniger eindeutiger genetischer Faktor vorzuliegen als bei den bipolaren Depressionen. Die manisch-depressive Psychose, die oben beschrieben wurde, ist bipolar. Bei einer bipolaren Depression gibt es nicht nur eine Geschichte depressiver Erscheinungen, sondern auch manische Phasen, in denen der Betroffene euphorisch ist, vielleicht sehr schnell spricht und sich stärker bewegt, extrem optimistisch ist und in geschäftlichen und finanziellen Dingen ein schlechtes Urteilsvermögen hat. Er kann Größenwahnvorstellungen haben, seine sexuelle Aktivität verstärken, sehr gesprächig sein und Perioden der Schlaflosigkeit haben, die Tag und Nacht anhalten. Manische und depressive Phase können einen Monat oder sogar mehrere Jahre auseinander liegen.

Endogene oder exogene Depressionen

Eine andere Möglichkeit zur Klassifizierung ist die Unterscheidung nach endogenen und exogenen Depressionen. Eine endogene Depression ist eine Depression, die von innen kommt. Sie wird angeblich durch eine neurochemische Störung verursacht und nicht durch einen psychischen Konflikt oder eine äußere Belastung. Diese neurochemische Störung kann genetische Ursachen haben. Im Gegensatz dazu wird eine exogene Depression (auch reaktive oder situative Depression genannt) durch belastende Lebenssituationen verursacht. Oft stellt sich ein irgendwie gearteter Verlust als Ursache heraus. Dies kann zum Beispiel der Verlust eines geliebten Menschen oder Ärger am Arbeitsplatz sein. Kurz, die endogene Depression entsteht durch eine innere neurochemische Störung, die exogene Depression dagegen durch äußere Konfliktsituationen.

Geistliche, psychische oder physische Depression.
Eine weitere Möglichkeit, Depressionen zu klassifizieren, ist die Unterscheidung nach geistlichen, psychischen oder physischen Depressionen. Die Grenze zwischen ihnen ist verschwommen, und die Unterschiede sind oft schwer zu erkennen. Eigentlich spielen zumeist alle drei menschlichen Komponenten (die geistliche, die psychische und die körperliche) eine Rolle. Wo eine beteiligt ist, sind es normalerweise die beiden anderen ebenfalls. Nehmen wir zum Beispiel an, eine Depression beginnt als geistliche Depression. Ein Beispiel dafür wäre ein Mann in den mittleren Jahren, der Ehebruch begeht. Danach wird er von Depressionen aufgrund von echter Schuld befallen. Psychische Faktoren kommen entsprechend seiner besonderen Persönlichkeit zum Tragen, und er geht vielleicht mit seiner Schuld nicht in rechter Weise um. Anstatt sich dem Herrn zuzuwenden, macht er sich vielleicht nur Sorgen über das Problem und wird schwer depressiv. Er macht sich vielleicht sogar so viele Sorgen, daß es zu biochemischen Störungen kommt, so daß er zusätzlich eine physische Depression entwickelt.

Faktoren, die eine ursprünglich geistliche Depression auslösen können, sind echte Schuld, nach innen gewandter Zorn, eine falsche Perspektive und ein Angriff Satans. Psychische Depressionen können bei Menschen auftreten, die in ihren ersten Lebensjahren Verhaltensmuster erlernten, die sie für den Umgang mit Schwierigkeiten schlecht ausrüsteten, oder die als Kind für die falschen Dinge belohnt wurden. Auch bei Denkstörungen, nach einem Verlust oder bei falschen Schuldgefühlen kann es zu psychischen Depressionen kommen. Zu den Faktoren, die eine physische Depression auslösen können, gehören eine Unterfunktion der Schilddrüse, Hypoglykämie, Störungen der biogenen Amine, des Elektrolyt-Haushaltes und des Hormon-Haushaltes, Ermüdung und Infektionskrankheiten (z. B. Viruserkrankungen).

Organisch bedingte Depressionen
Wie bereits erwähnt, können Depressionen auch durch organische Erkrankungen wie Infektionskrankheiten oder Tumorerkrankungen ausgelöst werden. Auch durch Medikamente können Depressionen hervorgerufen werden, wenn zum Beispiel eine Person mit einem Medikament namens Reserpin gegen Bluthochdruck behandelt wird. Das Reserpin senkt den Norepinephrin-Spiegel im Gehirn, was Depressivität zur Folge hat. Depressionen können sogar als Folge eines Schlaganfalls auftreten. Interessanterweise führen Schlaganfälle in der rechten Gehirnhälfte häufiger zu einer gewissen Euphorie, während sie in der linken Gehirnhälfte häufiger Depressionen hervorrufen.

Endogene, neurotische oder reaktive Depressionen
Eine der jüngsten Methoden, Depressionen zu kategorisieren, ist die Unterscheidung nach endogenen, neurotischen und reaktiven Depressionen. Zur Erläuterung dieser Klassifikation ist es hilfreich, die drei grundlegenden Faktoren bei der Entstehung psychischer Probleme zu rekapitulieren: Erbanlagen, frühe Umwelteinflüsse und akute Belastungen (siehe Tabelle „Ursachen psychischer Probleme“). Jeder dieser Faktoren ist so wichtig, daß über ihn allein ein Buch geschrieben werden könnte.

URSACHEN PSYCHISCHER PROBLEME

Erbanlagen ↓	Geburt bis sechstes Lebensjahr: soziale, religiöse, körperliche Faktoren
Frühe Umwelteinflüsse →	Abwehrmechanismen gegen Belastungen und Persönlichkeitszüge entwickeln sich. Entwickeln sich gestörte Abwehrmechanismen, so entsteht hier eine Persönlichkeits-Störung.
↓ Akute Belastungen im Erwachsenenalter →	Neurose Psychose Psychosomatische Erkrankungen
↓ Gesunde Persönlichkeit, die mit dem Leben fertig wird. Sie erwartet ihre Hilfe hauptsächlich vom Herrn und von anderen Christen.	

„Geistige und seelische Erkrankungen werden nicht durch einen Faktor allein verursacht. Ein geistliches Problem kann ein emotionales Problem verursachen, doch auch andere Faktoren kommen oft mit ins Spiel oder sind verantwortlich. Zum Beispiel ist für die Untersuchung eines geistigen Problems der genetische Hintergrund wichtig. Das trifft besonders für die manisch-depressive Psychose zu. Ein auffallend großer Teil der Verwandtschaft des manisch-depressiven Patienten leidet ebenfalls an dieser Krankheit. Wissenschaftliche Untersuchungen haben auch ergeben, daß Kinder von schizophrenen Eltern deutlich häufiger an Schizophrenie erkranken als andere Kinder, selbst wenn sie nicht bei den Eltern aufwachsen. Außerdem ist leicht zu erkennen, daß Persönlichkeitszüge in Familien weitergegeben werden. Ebenso wie Hunde ihren Charakter vererben, tun es auch die Menschen.

Zweitens sind die Umwelteinflüsse für die Formung einer Persönlichkeit von großer Bedeutung. Kinder lernen, demütig, aggressiv, höflich oder grob zu sein . . . Manche Eltern wundern sich, warum ihr sechzehnjähriger Sprößling grob, rebellisch und ungehorsam ist. Dabei haben sie ihn niemals diszipliniert. Auch die körperliche Gesundheit hat einen gewissen Einfluß auf die Persönlichkeitsbildung. Kinder oder Erwachsene mit einer körperlichen Krankheit sind normalerweise weniger in der Lage, emotionale Belastungen auszuhalten.

Im allgemeinen ist für die Ausbildung eines psychischen Problems noch ein dritter Faktor verantwortlich. Dieser dritte Faktor ist eine auslösende Belastung. Bei manchen Menschen wird, obwohl die erblichen Faktoren vorhanden sind und die frühen Umwelteinflüsse ungünstig waren, nie eine psychische Störung auftreten, solange sie nicht von einer akuten Belastung betroffen sind.

Natürlich sind die genetischen Faktoren und die Umwelteinflüsse von größter Bedeutung. Das zu leugnen wäre naiv. Doch es wäre ebenso naiv, diese Faktoren als Entschuldigung für gegenwärtiges Verhalten anzuführen. Viele Probleme werden durch unverantwortliches Verhalten heraufbeschworen. Was der Apostel Paulus vor vielen Jahren sagte, stimmt immer noch: ‚Denn was der Mensch sät, das wird er ernten‘ (Galater 6,7). Emotionale Probleme werden oftmals erzeugt durch unverantwortliches Verhalten, Sünde oder dadurch, daß man die Kraftquellen, die einem Christen zur Verfügung stehen, einfach nicht kennt oder es versäumt, sie in Anspruch zu nehmen.“[13] Wenn der Schwerpunkt bei der Depression auf dem erblichen Faktor liegt, so spricht man von einer endogenen Depression. Das bedeutet, sie kommt von innen, ist durch biochemische Abläufe bedingt und natürlich durch die Erbanlagen bestimmt.

Liegt der Schwerpunkt auf den frühen Umwelteinflüssen, so spricht man von einer neurotischen Depression. Sie entsteht aus den unbewußten, ungelösten Konflikten der Kindheit.

Liegt der Schwerpunkt auf der auslösenden Belastung, spricht man von einer reaktiven Depression. Das bedeutet, daß sie durch eine überwältigende Problemsituation verursacht wird.

Persönlichkeitsmerkmale depressiver Menschen

Eine Reihe von Persönlichkeitsmerkmalen sind bei vielen depressiven Menschen zu beobachten:

- Sorgen
- Pessimismus
- geringe Kraftreserven
- Gefühl der Sinnlosigkeit und Nutzlosigkeit
- depressive Stimmung
- Unglücklichsein
- Traurigkeit
- Gefühl der Wertlosigkeit
- Gefühl der Hoffnungslosigkeit
- Gefühl der Hilflosigkeit
- von Schuldgefühlen durchsetztes Denken
- Niedergeschlagenheit
- Trübsinn
- Erregung
- Reizbarkeit
- Gefühl der Unfähigkeit
- Mangel an Selbstvertrauen
- die Überzeugung, daß alle Mühe nutzlos und ohne Wert sei

- Konzentrationsschwäche
- Psychomotorische Verzögerung
- Nachlassen der Körperbewegung
- Nachlassen der Denkprozesse
- trauriger Ausdruck
- eingeschnappte Bitterkeit
- Zorn
- Rastlosigkeit
- Hypochondrie
- Gefühl der Angst
- Todesfurcht
- Melancholie
- Interesselosigkeit
- völlig nach innen gerichtete Aufmerksamkeit
- Lähmung des Willens
- der Glaube, der Morgen sei der schlimmste Teil des Tages
- Widerwille gegen das morgendliche Aufstehen
- Nachlassen oder Ansteigen des Appetits (normalerweise Nachlassen)
- Gewichtsverlust oder -zunahme (normalerweise Verlust)
- Verstopfung
- deutliche Ermüdungserscheinungen
- kalte Gliedmaßen
- Schlaflosigkeit
- Einschlafstörungen
- erhöhtes Schlafbedürfnis (gelegentlich)
- frühes Erwachen
- Nachlassen des Sexualtriebes
- Dysmenorrhö (starke Menstruationsbeschwerden)
- Amenorrhö (der Menstruationszyklus hört für die Dauer der Depression ganz auf)
- Hitzewallungen
- Möglichkeit eines Selbstmords
- schmerzhaft-negative Gedanken
- Motivationsverlust, Apathie

- falsche Schuldgefühle
- niedergeschlagene oder entmutigte Erscheinung
- gerunzelte Stirn
- herabgezogene Mundwinkel
- häufiges Bedürfnis zu weinen
- ungepflegte oder verwahrloste Erscheinung
- unrasiertes Gesicht (bei Männern)
- Vernachlässigung des gewohnten Make-ups (bei Frauen)
- starkes Über-Ich
- Verlust des Sinnes für Humor – Lachen fällt schwer
- Leben in der Vergangenheit – Zukunft sieht trübe aus
- Glaube, das Leben sei nicht lebenswert
- Gelassenheit
- Introspektion (Selbstbeobachtung)
- Introvertiertheit (nach innen gewandt sein)
- Verlust des Selbstvertrauens
- Minderwertigkeitsgefühle
- körperliche Symptome: Spannungskopfschmerzen, schneller Herzschlag, Infektionen, Magen-Darm-Beschwerden
- wenig Begeisterung
- Gefühl der Leere
- Sehnsucht
- Gefühle der Unwirklichkeit
- Depersonalisation (das Gefühl, man sei nicht wirklich man selbst und stehe außerhalb seines Körpers)
- das Gefühl, ungeliebt zu sein und schlecht behandelt zu werden
- ständige Beschäftigung mit dem eigenen Ich
- Reuegefühle
- es fällt schwer, sich an Freuden der Vergangenheit zu erinnern
- wenig Initiative oder Spontanität
- stockende und unsichere Sprache
- Nackenschmerzen
- Rückenschmerzen

- trockener Mund
- schlaffer Händedruck
- niedriges Selbstwertgefühl
- starkes Bedürfnis nach Liebe von anderen
- die Erwartung, zurückgewiesen zu werden
- übersteigerte Erwartungen an andere, aber dabei Angst vor Zurückweisung; diese Angst führt zu einem Teufelskreis: Zorn → Zurückziehen aus möglichen engen Beziehungen → unbefriedigte Abhängigkeitsbedürfnisse → verstärkter Zorn
- Gefühle der Isolation
- anklammerndes Verhalten
- Leugnen, Verlagern, Introjektion (Abwehrmechanismus), Projektion und Verkörperlichung als Abwehrstrategien
- Bestreben, Aggressionen zu verbergen
- das Gefühl, ein „Supermensch" zu sein; dieses Gefühl tritt kurz vor dem Fall in die Depression auf als manische Abwehr gegen das Bewußtwerden des niedrigen Selbstwertes
- Möglichkeit der Paranoia; um sein Selbstwertgefühl zu verbessern, entwickelt der Betroffene Größenwahnvorstellungen und projiziert seine Feindseligkeit auf andere; er gelangt zu der Überzeugung, daß andere zornig auf ihn sind, selbst wenn das nicht stimmt; er projiziert seinen eigenen Zorn auf sie wie ein Diaprojektor ein Bild auf die Leinwand
- Masochismus – Streben nach schmerzhaften Erfahrungen und nach der Sicherheit vertrauter masochistischer Muster
- keine Freude an der Freizeit
- die Einbildung, das Objekt des Zornes anderer Familienmitglieder zu sein
- Mitgliedschaft in einer gesetzlichen oder übermäßig emotionalen Gemeinde (die beiden Extreme geistlicher Unreife, die Francis Schaeffer in seinem Buch *The New Superspirituality* – „Die neue Übergeistlichkeit" – erörtert)

Dritter Teil: Wie kann man Depressionen überwinden?

1.
Sieben grundlegende Richtlinien für ein glückliches Leben

An dieser Stelle müssen wir uns die drei Grundbedürfnisse jedes Menschen vor Augen halten: 1. Selbstwertgefühl; 2. Nähe zu anderen; 3. Nähe zu Gott. Diese drei Punkte sind in dem höchsten Gebot eingeschlossen, das Jesus Christus in Markus 12,29 – 31 zusammenfaßt. Die Bibel weist darauf hin, daß alle anderen Gesetze der Schrift an diesem einen Gebot hängen – mit anderen Worten, wenn wir dem höchsten Gebot gehorchen, befolgen wir automatisch auch alle anderen Gebote. Was besagt dieses höchste Gebot? Christus sagt; „Das höchste Gebot ist das: ‚Du sollst den Herrn, deinen Gott, lieben von ganzem Herzen, von ganzer Seele, von ganzem Gemüt und von allen deinen Kräften.‘ Das andre ist dies: ‚Du sollst deinen Nächsten lieben wie dich selbst.‘ Es ist kein anderes Gebot größer als diese.“ Liebe Gott; liebe deinen Nächsten; liebe dich selbst (echtes Selbstwertgefühl ist das Gegenteil von falschem Stolz, der eine schreckliche Sünde ist, die vor allem von solchen Menschen begangen wird, die ihren Mangel an Selbstwertgefühl auszugleichen versuchen).

Die sieben grundlegenden Richtlinien in diesem Kapitel beruhen auf dem höchsten Gebot. Wenn ein Mensch sich entschließt, nach diesen sieben Richtlinien zu leben, dann wird er nach unserer Überzeugung durchs Leben gehen, ohne jemals an irgendwelchen depressiven Beschwerden zu leiden. Natürlich kann es trotzdem manches Auf und Ab geben, und er kann immer noch in eine tiefe Trauer geraten wie alle anderen Menschen auch, doch er wird *niemals* an den Symptomen einer klinischen Depression zu leiden haben.

Eine wichtige Information ist noch hinzuzufügen, bevor wir die „Sieben grundlegenden Richtlinien" erörtern. Ohne eine lebendige persönliche Beziehung zu Jesus Christus hat kein Mensch aus sich selbst heraus die Kraft, sich konsequent für diese Regeln zu entscheiden. Als Psychiater zucken wir jedesmal zusammen, wenn Patienten die Worte „Ich kann nicht" gebrauchen. Sie sagen zum Beispiel: „Ich *kann* einfach nicht mit meinem Mann auskommen." „Mein Mann und ich *können* einfach nicht miteinander reden." „Ich *kann* offenbar meine Kinder nicht so erziehen, wie ich es sollte." „Ich *kann* mein Verhältnis zu der anderen Frau nicht aufgeben." „Ich *kann* keine Arbeit finden." „Ich *kann* nicht aufhören, zuviel zu essen." „Ich *kann* meine Frau nicht lieben – ich habe es versucht."

Jeder gute Psychiater weiß, daß „Ich kann nicht" und „Ich habe es versucht" nur schlappe Ausreden sind. Wir bestehen unseren Patienten gegenüber darauf, daß sie ehrlich zu sich selbst sind und sich so ausdrücken, wie es der wirklichen Situation entspricht. Also lassen wir unsere Patienten ihr „kann nicht" durch „will nicht" ersetzen. Setzen wir in den obigen Aussagen jeweils die Worte „will nicht" ein: „Ich *will* einfach nicht mit meinem Mann auskommen." „Mein Mann und ich *wollen* einfach nicht miteinander reden." „Ich *will* offenbar meine Kinder nicht so erziehen, wie ich sollte." „Ich *will* mein Verhältnis zu der anderen Frau nicht aufgeben." „Ich *will* keine Arbeit finden." „Ich *will* meine Frau nicht lieben – ich werde einen halbherzigen Versuch machen, sie zu lieben, aber ich *will* nicht, daß es mir ganz gelingt."

Wenn ein Mensch sein „kann nicht" immer durch „will nicht" austauscht, dann hört er auf, der Wahrheit auszuweichen und sich selbst zu betrügen, und er beginnt, in der Realität zu leben – *wenn* er ein Christ ist. Die Bibel sagt den Christen in Philipper 4,13: „Ich vermag alles durch den, der mich stark macht." In 1. Korinther 10,13 wird den Christen gesagt, daß sie niemals zur Sünde versucht werden, ohne daß ihnen gleichzeitig ein Weg (und die Kraft) zur Verfügung gestellt wird, dieser sündigen Versuchung zu entkommen. Ein Christ, der ständig versagt, hat keine Ausrede – er bringt sich selbst die Niederlage bei. Er ist sein eigener schlimmster Feind. Ein Christ, der an Depressionen leidet, ist deswegen depressiv, weil er sich (entweder aus Unkenntnis des Wortes Gottes oder mit Absicht) dazu *entschließt,* indem er sich dafür entscheidet, nicht nach Gottes Grundsätzen zu leben. Nach Gottes Grundsätzen leben bringt die Früchte des Geistes hervor, zu denen Liebe (statt verdrängten Zorns oder Bitterkeit), Freude (statt Depression) und Friede (statt Rastlosigkeit) gehören. Bei wem die Früchte des Geistes nicht zu finden sind, der lebt nicht aus dem Geist.

Wann immer ein nichtchristlicher Patient die Worte „Ich kann nicht“ gebraucht, lassen wir ihn damit davonkommen, denn wir glauben es ihm. Ein Nichtchrist, dem die Kraft Gottes in seinem Leben fehlt, *kann* tatsächlich nicht konsequent richtige Wege wählen. Wir haben über zweitausend Patienten mit Depressionen behandelt, Christen wie Nichtchristen, und sie *alle* haben ihre Depressionen überwunden! Bei manchen dauert es ein volles Jahr anstatt der üblichen zwei oder drei Monate, bis sie darüber hinweg sind, aber sie alle finden schließlich einen Ausweg aus ihrer Krankheit. Doch diejenigen, die sich nicht entschließen, Christus als ihren Erlöser anzunehmen, haben nicht die Kraft, von Depressionen frei zu *bleiben.* Etwa ein Jahr später fallen sie wieder in die alten Gewohnheiten zurück. Christen, die ihre Depressionen überwinden und konsequent unsere „Sieben grundlegenden Richtlinien“ befolgen, leiden *nie wieder* unter Depressionen!

Der erste Schritt zur Überwindung von Depressionen besteht also darin, die wunderbare Quelle, die wir in Christus haben oder haben können, zu nutzen. Christen sind nicht frei von Problemen, sie haben ihre Sorgen und Schwierigkeiten wie jeder andere auch. Doch sie haben eine Möglichkeit, ihre Probleme zu lösen. Um Christus als die Quelle zur Lösung und Bewältigung von Problemen auszuschöpfen, muß ein Mensch zunächst den Sohn Gottes als seinen Erlöser annehmen. Jesus Christus annehmen bzw. an ihn glauben beinhaltet im Kern zwei Dinge: erstens, daß der Mensch bestimmte Tatsachen kennt, und zweitens, daß er eine persönliche Beziehung zu Jesus Christus hat.

Zuerst muß der Betreffende also bestimmte Tatsachen kennen. Er muß zum Beispiel wissen, daß Jesus mehr war als einfach nur ein guter Mensch. Er ist auch der Sohn Gottes und starb am Kreuz für die Sünden der Welt. Mit anderen Worten, er trug die volle Strafe vor Gott für die Sünden eines jeden, der sich ihm zuwendet. Er starb aber nicht nur für unsere Sünden am Kreuz, sondern er wurde aus dem Grab auferweckt und siegte über den Tod. Dies sind die grundlegenden Tatsachen über Christus, die ein Mensch kennen muß. Doch diese Tatsachen nur zu kennen, reicht nicht aus. Der Mensch muß auch eine persönliche Beziehung zu Jesus haben, er muß an ihn glauben. Wie der einzelne dazu kommt, an ihn zu glauben, kann sehr verschieden sein. Der eine bittet Christus zum Beispiel, sein Erlöser zu werden, einem anderen wird plötzlich klar, daß Christus für ihn und seine Sünden gestorben ist. Wie auch immer es geschieht, wesentlich ist, daß eine persönliche Beziehung zu Jesus Christus besteht.

Glaube an Christus beginnt mit einer Willensentscheidung. Wie stark eine gefühlsmäßige Überzeugung bei dieser Entscheidung mitspielt, ist von Mensch zu Mensch verschieden. Wir haben schon sehr viele beraten, die sich über ihre Erlösung Sorgen machten. Sie schienen Glauben mit Gefühlen zu verwechseln. Wir machten ihnen deutlich, daß ihr Glaube mit dem Willen beginnt. Gefühle sind manchmal schwer zu fassen und zu verändern, weil sie ihre Wurzeln in psychischen Problemen haben können. So kann es zum Beispiel einer Frau, die ihren Eltern niemals vertrauen und sich nicht auf sie verlassen konnte, schwer fallen, zu *empfinden,* daß sie Gott vertrauen und sich auf ihn verlassen kann. Der Glaube sollte für sie mit dem Willen beginnen; später, wenn sie in Christus und in seinem Wort gewachsen ist, werden sich auch ihre Gefühle verändern, und eine ganzheitliche Gewißheit wird sich einstellen.

Noch einmal, der Glaube muß mit dem Willen beginnen. Wer diese Voraussetzung nicht akzeptiert, steht vor dem unlösbaren Problem, den Glauben messen zu müssen – welches Maß an Glauben und Überzeugung ist notwendig, um erlöst zu werden? Wo müßte man die Grenze ziehen, an der sich entscheidet, ob der Glaube stark genug oder noch zu schwach ist? In Markus 9 finden wir den Bericht über einen epileptischen Jungen, der von seinem Vater zu Jesus gebracht wurde. Jesus sagte dem Mann, daß alle Dinge möglich seien, wenn er nur glaube. Und der Vater antwortete: „Ich glaube, hilf meinem Unglauben!" In seinen Gefühlen gab es demnach noch einige Unsicherheiten, doch mit seinem Willen entschied er sich zu glauben. Interessanterweise wird allein in den Evangelien 115mal das Wort *Glaube* (oder seine Entsprechung) als die Bedingung zur Errettung genannt. Betrachten Sie nun in diesem Zusammenhang die folgenden Verse aus dem Neuen Testament:

„Er aber sprach zu der Frau: ‚Dein Glaube hat dir geholfen; geh hin in Frieden!'" (Lukas 7,50).

„Wie viele ihn aber aufnahmen, denen gab er Macht, Gottes Kinder zu werden, denen, die an seinen Namen glauben" (Johannes 1,12).

„Denn also hat Gott die Welt geliebt, daß er seinen eingeborenen Sohn gab, damit alle, die an ihn glauben, nicht verloren werden, sondern das ewige Leben haben" (Johannes 3,16).

„Und er (der Kerkermeister in Philippi) führte sie heraus und sprach: Liebe Herren, was muß ich tun, daß ich gerettet werde? Sie sprachen: Glaube an den Herrn Jesus, so wirst du und dein Haus selig" (Apostelgeschichte 16,30 – 31).

„Denn der Sünde Sold ist der Tod; die Gabe Gottes aber ist das ewige Leben in Christus Jesus, unserem Herrn" (Römer 6,23).

„Denn wer den Namen des Herrn anrufen wird, soll gerettet werden“ (Römer 10,13).

„Denn aus Gnade seid ihr selig geworden durch Glauben, und das nicht aus euch: Gottes Gabe ist es, nicht aus Werken, damit sich nicht jemand rühme“ (Epheser 2,8–9).

„Er hat uns selig gemacht und berufen mit einem heiligen Ruf, nicht nach unsern Werken, sondern nach seinem Ratschluß und nach der Gnade, die uns gegeben ist in Christus Jesus vor der Zeit der Welt“ (2. Timotheus 1,9).

„Daher kann er auch für immer selig machen, die durch ihn zu Gott kommen; denn er lebt für immer und bittet für sie“ (Hebräer 7,25).

Glauben bedeutet schlicht, zu erkennen, was Christus für uns getan hat, und seinen stellvertretenden Tod am Kreuz, den er als Strafe für unsere Sünden auf sich nahm, anzunehmen. Das ist alles, was ein Sünder tun muß, um zu Christus zu kommen. Für manchen ist es vielleicht hilfreich, sich klar zu machen, was der Glaube nicht ist. Glaube ist kein öffentliches Bekenntnis zu Christus, obwohl beides gleichzeitig geschehen kann. Glaube ist nicht Gebet, obwohl man seinen Glauben durch Gebet ausdrükken kann. Glaube ist nicht Buße, obwohl die Buße gleichzeitig mit dem Glauben geschieht. Glaube ist nicht das Bekenntnis der Sünde, obwohl es naheliegt, daß jemand, der seine Sünden erkennt, und der begreift, daß Christus die Sühne dafür ist, mit dem Herrn über seine Sünden reden will. Kurz, Glaube besteht schlicht darin, zu erkennen, daß Christus für unsere Sünden gestorben ist, und ihm zu vertrauen, daß er uns erlöst. Christus zu vertrauen ist eine Sache des Willens – die Erlösung kann man also wählen! Gott handelt durch den Sühnetod Christi und die Überzeugungsarbeit des Heiligen Geistes – wir Menschen haben nur die Wahl, ob wir die Erlösung annehmen oder ablehnen wollen, Unentschiedenheit gibt es in dieser Frage nicht. Nach Johannes 3,16–18 und vielen anderen Abschnitten der Bibel erwartet diejenigen, die aktiv oder passiv Jesus Christus als Erlöser ablehnen, ewige Verdammnis.

Hat ein Mensch Christus einmal angenommen, so steht ihm eine gewaltige Kraftquelle zur Verfügung, da Christus sein Bruder und Gott sein persönlicher Vater geworden ist. Die meisten irdischen Väter möchten ihren Kindern zur Seite stehen, und in noch viel größerem Maße möchte Gott seinen Kindern helfen, wenn sie in irgendeiner Hinsicht leiden oder in Not sind.

Wenden wir nun unsere Aufmerksamkeit jenen sieben grundlegenden Richtlinien für ein glückliches, erfülltes und sinnvolles Leben zu, und erörtern wir, was unter ihnen im einzelnen zu verstehen ist. Der Leser möge sich noch einmal daran erinnern, daß alle sieben auf dem höchsten Gebot beruhen und uns helfen, unsere drei grundlegenden menschlichen Bedürfnisse zu befriedigen (Selbstwertgefühl, Nähe zu anderen Menschen und Nähe zu Gott).

1. *Widmen Sie Ihr Leben täglich dem Ziel, Jesus Christus zu verherrlichen.*

Jeden Morgen widmen wir als erstes unser Leben der Verherrlichung Christi. Wir wachen auf und danken Gott für den neuen Tag und die neuen Möglichkeiten, das Leben zu genießen. Wir bitten darum, daß Gott uns an diesem Tag zu seiner Ehre gebrauchen möge, indem wir unseren Mitmenschen (einschließlich unserer Frau und unseren Kindern) nützlich sind. Wir bitten um Selbstbeherrschung (durch seine Kraft), um die Versuchung des Tages zu überwinden, und wir erbitten Vergebung für die Sünden, die wir begehen werden, da wir wissen, daß wir alle jeden Tag Fehler machen. Während wir dann durch die Ereignisse des Tages gehen, werden wir daran erinnert, daß wir diesen Tag Gott und seiner Verherrlichung gewidmet haben. Dieses Bewußtsein hilft uns, unsere Patienten mehr zu lieben, toleranter zu sein und wirklich Anteil zu nehmen, wie Christus es tun würde. Manchmal haben wir sogar schon geweint über die Leiden einiger unserer schwerkranken Patienten. Gott den Tag anzubefehlen hilft uns auch, uns selbst mehr zu lieben (nicht zu kritisch zu uns selbst zu stehen) und unsere Frauen, Kinder und Freunde mehr zu lieben und ihnen Gutes zu tun.

2. *Verbringen Sie jeden Tag einige Zeit damit, über Gottes Wort nachzudenken und es auf Ihr Leben anzuwenden.*
Unsere Gehirne funktionieren fast wie ein Computer, *abgesehen* von der Tatsache, daß wir einen *Willen* haben, während Computer willenlose Geräte sind. Da wir mit einer selbstsüchtigen, selbstbetrügerischen und sündigen Natur geboren sind, neigen wir meistens dazu, automatisch die falschen Dinge zu tun – Dinge, die zu Depressionen und Selbstzerstörung führen. Und wir tun diese Dinge nicht nur, wir leugnen auch, daß wir sie tun. Erinnern Sie sich an die Worte des Propheten Jeremia (17,9), der sagte: „Es ist das Herz ein trotzig und verzagt Ding; wer kann es ergründen?" Wenn wir das Glück wählen wollen, *müssen* wir uns auch entschließen, unser „Computer"-Gehirn auf Gottes Denkweise neu zu programmieren. Das können wir nur durch häufiges Nachdenken über sein Wort.

Ein Neurochirurg namens Penfield hat interessante Versuche am menschlichen Gehirn durchgeführt.[1] Indem er Elektroden an bestimmte Bereiche des Gehirns anschloß, fand er heraus, daß die Versuchspersonen sich so an Ereignisse der Vergangenheit erinnerten. Sie konnten sich an diese Ereignisse nicht nur erinnern, sondern auch die Gefühle noch einmal durchleben, die sie bei diesen Jahre zurückliegenden Erlebnissen empfunden hatten. Manchmal erinnerten sich die Versuchspersonen sogar nur an bestimmte Gefühle, ohne das spezifische Ereignis vor Augen zu haben. Daraus können wir ableiten, daß das Gehirn wie ein Computer arbeitet: Manchmal zeichnet es Erinnerungen auf, manchmal Gefühle, manchmal Erinnerungen und Gefühle. Wir können auch schlußfolgern, daß das, was einmal aufgezeichnet wurde, auch heute zum Abspielen verfügbar ist und unser gegenwärtiges Verhalten stark beeinflussen kann. *Schlechte Programmierungen aus der Ver-*

gangenheit können also unsere heutigen Einstellungen beeinträchtigen. Sie können die Art beeinflussen, wie wir während des Tages zu uns selbst reden und wie wir uns somit fühlen. Sie können uns veranlassen, Depressionen als Mittel zu benutzen, um Aufmerksamkeit zu erlangen und um andere zu manipulieren. Sie können uns dazu verleiten, den ganzen Tag über in negativen Bahnen zu denken und uns von Augenblick zu Augenblick Sorgen zu machen. Sie können uns zu schmerzhaft-negativem Denken veranlassen, das eine depressive Stimmung verstärkt. Sie können uns mit Selbstzweifeln und Kritik erfüllen. Sie können uns dazu bringen, an unserer persönlichen Beziehung zu Gott zu zweifeln und unsere Beziehung zu anderen Menschen in Frage zu stellen.

Wir haben heute nur sehr wenig direkten Einfluß auf das, was uns vor Jahren „eingespeichert" wurde, doch wir können anfangen, unseren Computer ab heute neu zu programmieren.

Nach Johannes 3,6 bekommt ein Mensch, der Christ wird, einen neuen Geist, das heißt, der Heilige Geist nimmt Wohnung in seinem Herzen und stellt ihm die Kraft zur Verfügung, seine Probleme zu lösen. Es ist wichtig zu beachten, daß es der Geist ist, der bei der Wiedergeburt erneuert wird, und nicht unbedingt der Verstand, die Gefühle oder der Wille. Verstand, Gefühle und Wille verändern sich erst allmählich, wenn man mehr und mehr Zeit vor Gott im Gebet, in Gemeinschaft mit anderen Christen und im Nachdenken über Gottes Wort verbringt.

In Römer 12,2 schreibt der Apostel Paulus, daß wir uns nicht dieser Welt gleichstellen, sondern durch die Erneuerung unseres Sinnes verändern lassen sollten. Die Erneuerung des Sinnes ist ein allmählicher Prozeß, der zum Zeitpunkt der Annahme Jesu Christi (zum Zeitpunkt der Wiedergeburt) und der Einkehr des Heiligen Geistes (die im selben Moment stattfindet, in dem wir Christus unser Vertrauen schenken) beginnt. Diese Erneuerung des Sinnes ist keine einmalige Erscheinung. Sie beginnt zur Zeit der Wiedergeburt und setzt sich das ganze Leben hindurch fort. Wenn dem Sinn in den ersten Lebensjahren eine beträchtliche Menge an schlechten Programmen eingespeichert wurde, kann es viele Jahre dauern, ihn in eine gesündere Richtung umzuprogrammieren.

Zuerst kann der Sinn *durch den Gebrauch des Wortes Gottes umprogrammiert* werden. In Jesaja 55,11 verkündet Gott: „So soll das Wort, das aus meinem Munde geht auch sein: Es wird nicht wieder leer zu mir zurückkommen, sondern wird tun, was mir gefällt, und ihm wird gelingen, wozu ich es sende." Gottes Wort wird das Ziel erreichen, das Gott sich gesteckt hat. Es kann auch unserem Geist eine neue Richtung geben. David hatte erfahren, daß Gottes Zeugnisse (das heißt Gottes Wort) seine besten Ratgeber waren, und als Mose zu den Kindern Israel sprach, sagte er ihnen, daß die Worte, die er sprach, nicht leer seien, sondern sie seien das Leben der Kinder Gottes (5. Mose 32,46 – 47). Demnach soll Gottes Wort auch für uns das Leben sein. Josua beschreibt den Weg zum Erfolg: „Und laß das Buch dieses Gesetzes nicht von deinem Munde kommen, sondern betrachte es Tag und Nacht, daß du hältst und tust in allen Dingen nach dem, was darin geschrieben steht. Dann wird es dir auf deinen Wegen gelingen, und du wirst es recht ausrichten" (Josua 1,8). In Psalm 1 vergleicht König David einen geistig gesunden Mann mit einem Baum, der an einem Fluß wächst: „(Er) hat Lust am Gesetz des Herrn und sinnt über seinem Gesetz Tag und Nacht! Der ist wie ein Baum, gepflanzt an den Wasserbächen, der seine Frucht bringt zu seiner Zeit, und seine Blätter verwelken nicht. Und was er macht, das gerät wohl." Mit anderen Worten, wenn sich Probleme einstellen, kann der Mann Gottes fest bleiben und überleben, weil er darauf „programmiert" wurde, sich auf das Wort Gottes zu verlassen. Christus sagte, der Mensch lebe nicht vom Brot allein, sondern von einem jeglichen Wort, das aus dem Munde Gottes ausgehe (Matthäus 4,4). Außerdem können wir, wenn wir in Christus bleiben und seine Worte in uns bleiben, bitten, was wir wollen, und es wird uns widerfahren (Johannes 15,7).

Mit anderen Worten, das Wort Gottes hat eine erstaunliche verändernde Kraft – und es kann auch unseren Computer umprogrammieren!

In Kolosser 3,16 ermahnt der Apostel Paulus die Gemeindeglieder, das Wort Gottes reichlich unter sich wohnen zu lassen. Und in Jeremia 15,16 berichtet der Prophet, der Gottes Wort empfing, daß es ihm zur „Speise" wurde und zu seines „Herzens Freude und Trost". Das Wort Gottes kann Freude schenken, die der Depression entgegenwirkt. In 1. Johannes 2,14 bemerkt der Apostel, daß er an junge Leute schreibe, die stark seien und in denen das Wort Gottes bleibe. Sie waren emotional stark, eben weil das Wort Gottes in ihnen blieb.

Eine andere Möglichkeit, unseren Computer umzuprogrammieren (oder zumindest damit aufzuhören, schlechte Programmierungen zu verstärken), besteht darin, zu *überprüfen, was wir denken.* Kritische und negative Gedanken verstärken eine depressive Stimmung. Ein Mensch kann dazu beitragen, seine Stimmung zu heben, indem er seine Denkweise verändert. In Philipper 4,8 ermahnt der Apostel Paulus seine Leser, über das nachzudenken, „was wahrhaftig ist, was ehrbar, was gerecht, was rein, was liebenswert, was einen guten Ruf hat, sei es eine Tugend, sei es ein Lob". Diese Art zu denken ist dazu angetan, eine Stimmung zu heben, während negatives und kritisches Denken eher dazu beiträgt, eine bereits depressive Stimmung zu verstärken. Es liegt daher wirklich eine Kraft in einem solchen positiven Denken!

Wir können viel über die Nachfolge lernen, indem wir über Gottes Wort nachdenken, zum Beispiel über die Geschichte des Königs Hiskia. 2. Könige 18 verschafft uns Einsichten, wie wir Selbstbeherrschung üben und Gott nachfolgen können. König Hiskia kannte das Wort Gottes, liebte es und hielt sich daran. Vielleicht hat Christus selbst diesen Grundsatz in Matthäus 4,4 am besten ausgedrückt: „Es steht geschrieben: ‚Der Mensch lebt nicht vom Brot allein, sondern von einem jeden Wort, das aus dem Mund Gottes geht.'" Und in Johannes 6,63 sagt Christus: „Der Geist ist's, der lebendig macht; das Fleisch ist nichts nütze. Die Worte, die ich zu euch geredet habe, die sind Geist und sind Leben." Schließlich heißt es in 1. Johannes 2,14: „Ich habe euch Vätern geschrieben; denn ihr kennt den, der von Anfang an ist. Ich habe euch jungen Männern geschrieben; denn ihr seid stark, und das Wort Gottes bleibt in euch, und ihr habt den Bösen überwunden." Wie wir bereits aufgezeigt haben, waren diese jungen Männer stark, weil das Wort Gottes in ihnen blieb. Und dann, nach Jahren, sind auch sie einmal Männer geworden, die Gott kannten und die in der Nachfolge Gottes standen. In der Tat wird niemand je ein Mann Gottes sein können, wenn er nicht ein Mann der Bibel ist.

Noch ein weiteres Element, das in 2. Könige 18 erwähnt wird, bezieht sich auf die Nachfolge Gottes. Es ist mehr als nur Selbstbeherrschung und mehr als nur Kenntnis der Bibel: das „Hängen" an Gott (2. Könige 18,6). Das hebräische Wort für „hängen", das hier benutzt wird (2. Könige 18,6), ist dasselbe, das auch in 1. Mose 2,24 verwendet wird („Darum wird ein Mann seinen Vater und seine Mutter verlassen und seinem Weibe anhangen"). Es beinhaltet Freundschaft, die Sehnsucht, mit jemandem zusammen zu sein und viel Zeit mit ihm zu verbringen. An Gott zu hängen bedeutet, daß wir uns ganz eng an ihn anschließen, daß wir uns danach sehnen, Zeit mit ihm zu verbringen, mit ihm zu gehen und mit ihm zu reden, ihn zu kennen wie einen Freund und ihm nahe zu sein.

Wie können wir nun im einzelnen Gott nachfolgen? Schauen wir uns noch einmal König Hiskia an. In 2. Chronik 29,11 sagt Hiskia zu den Leviten: „Nun, meine Söhne, seid nicht lässig; denn euch hat der Herr erwählt, daß ihr zum Dienst vor ihm stehen sollt und daß ihr seine Diener seid und ihm Opfer bringt!" König Hiskia legte den Leviten nahe, Zeit mit dem Herrn zu verbringen und regelrecht in seiner Gegenwart über ihn nachzudenken. Wie viel Zeit haben wir in der letzten Woche damit verbracht, mit Gott einfach über ihn zu sprechen, darüber, wie sehr wir ihn schätzen? In 2. Chronik 29,20 heißt es: „Da machte sich der König Hiskia früh auf und versammelte die Oberen der Stadt und ging hinauf zum Hause des Herrn." Aus dieser Stelle wird ersichtlich, daß es Zeit erfordert, eine Freundschaft zu entwickeln; man muß Zeit miteinander verbringen, damit die Nähe wachsen kann. Eines der Kennzeichen unserer Zeit ist es, daß die Menschen immer auf der Suche nach einer Abkürzung sind, denn sie wollen Zeit sparen. In dem Bemühen, eine Abkürzung zu Gott zu finden, geraten die Menschen jedoch auf verschiedene Irrwege, wie zum Beispiel die Sucht nach ekstatischen Erfahrungen. Es gibt keine Abkürzung, um jemanden kennenzulernen! König Hiskia war bereit, in die Freundschaft mit Gott Zeit zu investieren.

In Vers 30 heißt es: „Und der König Hiskia samt den Oberen gebot den Leviten, den Herrn zu loben mit den Liedern Davids und des Sehers Asaf. Und sie lobten mit Freuden und neigten sich und beteten an." Auch wir sollten öfters einmal eine Stunde damit verbringen, dem Herrn Loblieder zu singen. Es wird uns mit Sicherheit dabei helfen, ihn näher kennenzulernen, denn die Liedtexte unserer Gesangbücher sind ein großer Schatz an Glaubenserfahrung.

In 2. Chronik 30,8 lesen wir: „So seid nun nicht halsstarrig wie eure Väter, sondern gebt eure Hand dem Herrn und kommt zu seinem Heiligtum, das er geheiligt hat für alle Zeit, und dienet dem Herrn, eurem Gott, so wird sich sein grimmiger Zorn von euch wenden." Der vierte Grundsatz, den wir aus Hiskias Geschichte entnehmen können, ist der, daß wir Selbstbeherrschung üben sollten, damit uns nichts von der Nachfolge Gottes abhalten kann. Diese Selbstbeherrschung wiederum wird uns zu einem besonnenen Geist verhelfen (siehe 2. Timotheus 1,7).

In 2. Chronik 31,21 heißt es: „Und alles, was er anfing für den Dienst des Hauses Gottes nach dem Gesetz und Gebot, seinen Gott zu suchen, tat er von ganzem Herzen, und es gelang ihm." Die letzte Lektion, die wir aus dem Bericht über

König Hiskia entnehmen können, ist, daß er Gott von ganzem Herzen suchte.

Angesichts dieses Grundsatzes könnte uns der Gedanke kommen, daß Gott sich vielleicht bestimmte Menschen heraussucht, denen er sein Innerstes offenbart – Menschen, die er begleitet und denen er sehr nahe ist. Doch Gott wirkt nicht auf diese Weise. Er ist uns bereits auf der Spur, und er sucht nach Menschen, die sich an seine Fersen heften. „Denn des Herrn Augen schauen alle Lande, daß er stärke, die mit ganzem Herzen bei ihm sind" (2. Chronik 16,9). Gott möchte Menschen finden, die ihm gewissenhaft nachfolgen wollen. Und mit diesen Menschen beginnt und pflegt er eine enge Beziehung.

3. *Machen Sie sich täglich frei von Ihrem Groll.*
Epheser 4,26 ermahnt uns, daß wir uns täglich von unserm Groll frei machen sollen. So können wir verhindern, daß sich bei uns jemals eine klinische Depression entwickelt. Dieser Rat ist von so großer Bedeutung, daß ein ganzes Kapitel dieses Buches sich ausschließlich mit Grundsätzen beschäftigt, wie wir mit unserem Zorn umgehen können. (Sie sollten diese Grundsätze nicht studieren, bevor Sie den Stoff des vorliegenden Kapitels gründlich verstanden haben.)

4. *Verbringen Sie nahezu jeden Tag ein wenig Zeit damit, Ihrem Ehepartner und Ihren Kindern näherzukommen. Auch Eltern, Geschwister und andere nahe Verwandte sollten Ihnen wichtig sein. Tun Sie, was Sie können, um Familienkonflikte zu lösen.*
Nehmen Sie niemals Rache an Familienmitgliedern. Heilen Sie die Wunden, so gut Sie können, und überlassen Sie das Übrige Gott. Vertrautheit mit der Familie ist für das Selbstwertgefühl und die allgemeine geistige Gesundheit wichtiger, als weithin angenommen wird. Ungelöste Familienkonflikte können sich auf Jahre, ja sogar Generationen fortsetzen. Ein gutes Beispiel dafür ist die noch immer schwelende „Familienfehde" zwischen den Arabern und den Israelis. Ihre Geschwister-

Rivalität währt nun schon mehrere tausend Jahre lang. Wären die „Familienkonflikte“ schon gleich zu Beginn gelöst worden, als es an der Zeit war, so wären Araber und Israelis auch heute enge Freunde statt bittere Feinde.

Obwohl unsere psychiatrische Praxis uns ziemlich auf Trab hält, verbringen meine Kollegen und ich durchschnittlich zwei Stunden an jedem Werktag und vier Stunden an jedem Samstag und Sonntag mit unseren Kindern. Der alte Spruch „Nicht die Quantität, sondern die Qualität der Zeit mit den Kindern zählt“ ist purer Unsinn! Die Quantität der Zeit ist genauso wichtig wie die Qualität der Zeit. Auch nehmen wir uns jeden Tag die Zeit für ein tiefes und vertrauliches Gespräch mit unseren Ehefrauen. Außerdem gehen wir mindestens ein- oder zweimal in der Woche mit ihnen aus. Und oft fallen uns Dinge ein, die wir unternehmen könnten, durch die wir enge Freundschaften zu unseren Eltern, Geschwistern und anderen nahen Verwandten pflegen können.

So schwer es uns Menschen auch fällt, das zuzugeben: Unser Selbstwertgefühl beruht zu einem großen Teil auf der Liebe und Annahme, die wir von unseren Eltern bekommen. Wir selbst müssen die Initiative ergreifen, um alte Familienkonflikte zu lösen. Wir dürfen nicht auf Abstand gehen, bis unsere Verwandten es „bereuen“, unsere Gefühle verletzt zu haben. Die reifste Entscheidung wäre, die Verantwortung für die Lösung von Familienkonflikten ganz auf uns zu nehmen und dann darum zu beten, daß wir kreative Wege finden, um eine Aussöhnung zu erreichen. Wenn diese Bemühungen fehlschlagen, müssen wir nach neuen Möglichkeiten suchen.

5. *Verbringen Sie jede Woche einige Zeit in der Gemeinschaft mit gläubigen Freunden desselben Geschlechts. Wenn Sie verheiratet sind, treffen Sie sich mit anderen Ehepaaren. Auf diese Weise können Mann und Frau gemeinsam die Nähe zu anderen genießen.*

In Sprüche 13,20 schreibt Salomo: „Wer mit den Weisen umgeht, der wird weise; wer aber der Toren Geselle ist, der wird Unglück haben." Suchen Sie sich Ihre Freunde sorgfältig aus, denn *Sie werden Ihren Freunden immer ähnlicher, ob Sie wollen oder nicht!* Teilen Sie Ihre Lasten mit Ihren Freunden (siehe Hebräer 10,24 – 25). Natürlich können Sie auch nichtchristliche Freunde haben, doch wenn Sie ein gläubiger Christ sind, werden Sie wünschen, daß auch Ihre engsten Freunde Christen sind. Überschätzen Sie Ihre eigene geistliche Stärke nicht! Wir Christen lassen uns schneller von unseren Prinzipien und Einstellungen abbringen, als wir denken. In Sprüche 27,17 schreibt der weise König Salomo: „Ein Messer wetzt das andre und ein Mann den andern." An anderer Stelle schreibt Salomo auch, daß ein fröhliches Herz dem Leibe wohltut (Sprüche 17,22) – eine Ermahnung an uns, daß wir Freundschaften zu fröhlichen Christen pflegen sollten, die die Früchte geistlicher Reife genießen. Lassen Sie sich nicht zu eng mit unreifen Christen ein, die ständig in ihrer eigenen depressiven Lebenseinstellung und ihrem Selbstmitleid baden.

Niemand ist eine Insel. Niemand kann ein glücklicher Einsiedler sein, denn Einsamkeit tut weh. Wir *brauchen* enge Freunde und müssen auch hier wieder selbst ganz die Verantwortung dafür übernehmen, daß wir Freundschaften aufbauen. Salomo sagte, wenn wir Freunde wollen, müssen wir hinausgehen und freundlich sein – wir müssen uns Freunde verdienen. Alle Menschen fürchten sich vor Ablehnung – manche mehr als andere. Erwarten Sie nicht von jedem, daß er Sie mag. Geben Sie drei oder vier Ehepaaren freundliche Zeichen, und wenn dann auch nur eines davon darauf reagiert, können Sie das als einen guten Schnitt betrachten. Sie brauchen nicht viele Freunde. Was Sie brauchen, sind zwei oder drei enge Freunde. Wenn dann einer stirbt, fortzieht oder später mit Ihnen bricht, wird das keine völlige Katastrophe für Sie bedeuten. Sie werden immer noch andere Freunde haben, auf die Sie sich stützen können. Salomo sagte: „Manche Freunde führen ins Verderben, manch ein lieber Freund ist anhänglicher als ein Bruder"

(Sprüche 18,24). Vertrautheit ist hier das Entscheidende, nicht die Anzahl der Freunde. Und achten Sie darauf, niemals Groll gegen einen Freund zu hegen. Groll sammelt sich leicht an; wenn Sie Ihren Zorn nicht in Worte fassen und damit auflösen, wird er sich schließlich auf unbewußte Weise Raum schaffen. Salomo sagte: „Wer Verfehlung zudeckt, stiftet Freundschaft; wer aber eine Sache aufrührt, der macht Freunde uneins" (Sprüche 17,9).

6. *Gestalten Sie Ihren Tagesablauf (einschließlich Arbeit, Spiel, Hausarbeit, Vorhaben) so, daß er Ihnen persönliche Befriedigung bringt. Überzeugen Sie sich, daß dieser Tagesablauf Gottes Wille und Absicht für Ihr Leben ist – Ihre persönliche Art, ihn zu verherrlichen.*
Gott ruft nicht jeden in einen vollzeitlichen Dienst in der inneren oder äußeren Mission. Viele junge Christen sind in diesem Punkt naiv. Hauptsächlich bei einem Missionswerk zu arbeiten, macht niemanden geistlicher als einen gläubigen Christen, der Gräben aushebt, um seinen Lebensunterhalt zu verdienen. Im Himmel wird es, was den Status betrifft, zu Umkehrungen kommen, die viele Christen überraschen werden, denn die Ersten werden die Letzten und die Letzten die Ersten sein. Als christlichen Ärzten, die an einem Seminar unterrichten und Bücher schreiben, wird uns viel Aufmerksamkeit zuteil. Doch wir beide kennen viele tiefgläubige Christen, wahre Gebetskämpfer, die kaum einer kennt. Im Himmel werden wir froh sein, wenn man uns gestattet, vor den Türen einiger unserer unbekannten Mitchristen die Wege zu fegen. Christus sagt in Johannes 10,10, er sei nicht nur auf die Erde gekommen, um die Menschen zu erlösen, sondern um ihnen auch die Möglichkeit zu geben, ein überfließendes (erfülltes) Leben zu führen. Beten Sie um Gottes Führung, und dann verlassen Sie sich darauf, daß Ihnen Gottes Wort diese Führung geben wird. Treffen Sie keine wichtigen Entscheidungen auf der Grundlage Ihrer flüchtigen Emotionen, um dann dem Heiligen Geist Ihre Fehlentscheidun-

gen vorzuwerfen. Es ist zum Verzweifeln, wenn man unreife Christen sagen hört: „Gott hat mir gesagt, daß ich das und das tun soll." Wenn sie wirklich glaubten, daß Gott ihnen mündlich solche Anweisungen gegeben hat, dann bräuchten sie starke Beruhigungsmittel. Halten Sie sich so weit wie möglich von sündhaftem Verhalten fern, denn sündhaftes Verhalten drückt auf das Selbstwertgefühl und bekümmert überdies Gott.

Wenn Sie Ihren Tagesablauf gestalten, achten Sie darauf, sich nicht zu sehr festzulegen. Wir selbst gestalten unseren Tagesablauf auf der Grundlage der folgenden Prioritätenliste (doch Sie sollten über Ihre Prioritäten selbst entscheiden):

a) Nehmen Sie sich täglich Zeit für die Gemeinschaft mit Gott.

b) Nehmen Sie sich Zeit für Ihre persönliche geistige Gesundheit, denn Sie werden weder für Gott noch für Ihre Familie noch für andere von großem Nutzen sein können, wenn Sie selbst mit sich im unreinen sind. Dazu gehört Zeit, um abzuschalten und zu entspannen. Dazu gehört Zeit, um sich Fußballspiele oder andere sportliche Ereignisse anzuschauen, die Sie vielleicht entspannend finden. Dazu gehören Verabredungen mit Ihrem Ehepartner und mit anderen Paaren, um miteinander Gemeinschaft zu pflegen. Dazu gehört auch ein wenig Sport.

c) Nehmen Sie sich genügend Zeit, um eine immer engere Beziehung zu Ihrem Ehepartner aufzubauen. Gemeinsame Unternehmungen, Spaß, ernsthafte Gespräche und eine gute sexuelle Gemeinschaft sind dafür unabdingbar. Ihr Ehepartner sollte noch höhere Priorität haben als Ihre Kinder.

d) Nehmen Sie sich genügend Zeit, um Ihre Kinder richtig zu erziehen. Spielen Sie mit ihnen, und hören Sie sich ihre Probleme an, beten Sie mit ihnen, beobachten Sie ihre Leistungen in der Schule und anderes mehr.

e) Nutzen Sie einen Teil der übrigen Zeit, um Ihren Lebensunterhalt zu verdienen. Die Bibel sagt, wenn Sie nicht für die Bedürfnisse Ihrer Familie sorgen, sind Sie in Gottes Augen schlimmer als ein Ungläubiger. Damit stimmen wir aus ganzem Herzen überein.

Wenn den ersten vier Prioritäten gerecht zu werden bedeutet, daß Sie weniger Geld verdienen (und so wird es bei vielen sein), dann muß es eben so sein. Ihre Familie braucht Sie selbst hundertmal mehr als Ihr Geld.

f) Wenn immer noch Zeit übrig ist, suchen Sie sich eine Aufgabe in ihrer Gemeinde, um die von Gott gegebenen Talente zu nutzen. Für uns ist das Bücherschreiben ein solcher Dienst, den wir Stück für Stück in unserer freien Zeit versehen. Manchmal vergehen Monate, ohne daß wir schreiben, weil die ersten fünf Prioritäten es nicht zulassen. Übernehmen Sie nicht zu viele Aufgaben in Ihrer Gemeinde. Suchen Sie sich eine Tätigkeit aus, und machen Sie sie gut – für den Herrn, nicht um der Anerkennung der Menschen willen. Einige geistliche Superaktivisten haben die sechste Priorität zu ihrer ersten gemacht. In der Folge haben ihre Kinder, ihre Ehe, ihre geistige Gesundheit und schließlich ihre Beziehung zu Gott und ihre Brauchbarkeit für ihn unermeßlichen Schaden erlitten. In ihrer Naivität zürnen sie Gott, weil sie meinen, er hätte ihnen zuviel aufgebürdet. Doch Gott sagt: „Mein Joch ist sanft, und meine Last ist leicht." Wenn Ihnen das Joch Ihrer Arbeit oder Ihres geistlichen Dienstes zu schwer erscheint, laden Sie etwas davon ab – es ist ohnehin nicht von Gott. Es entstammt Ihrem eigenen unbewußten, zwanghaften Bedürfnis, perfekt zu sein, um sich die Anerkennung Ihres Vaters und Ihrer Mutter zu erwerben.

7. *Tun Sie jede Woche einem bestimmten Menschen etwas Gutes an. Diese freundliche Tat kann körperlicher (zum Beispiel Hilfe bei einer Arbeit), geistiger (ein Buch schenken oder einen Rat geben) oder geistlicher (gemeinsame Andacht) Art sein.*
Beten Sie, daß Gott Ihnen Möglichkeiten zeigt, wie Sie jede Woche einem bestimmten Menschen helfen können. Die meisten Christen machen den Fehler, zu wenig auf ihr Inneres zu achten, doch es gibt auch Menschen, die ihre ganze Aufmerk-

samkeit nach innen wenden. Diesen kann Richtlinie Nr. 7 helfen, sich mehr auf das Leben anderer einzulassen. Sie lernen nach und nach zu erkennen, wie nützlich sie in Wirklichkeit sein können und wie bedeutungsvoll die kleinen Dinge, die sie für andere tun, in deren Leben sind. Es wird ihnen helfen, die Zuneigung anderer zu gewinnen, und es wird Sie auch davor bewahren, sich völlig in Selbstbeschau und Selbstmitleid zu verfangen.

Fragen Sie sich selbst, wie viele dieser *„Sieben grundlegenden Richtlinien“* Sie bereits praktizieren. Dann vergleichen Sie das Maß an Depressivität, das Sie erleben, mit dem Maß an Glück, das Sie kennen. Wir sind sicher, daß es einen direkten Zusammenhang gibt. Die „Sieben grundlegenden Richtlinien“ werden innerhalb weniger Monate jedem ein glückliches Leben bringen, der sie ernsthaft (nicht halbherzig) in die Praxis umsetzt. Jeder, der Jesus Christus als seinen Erlöser kennt und nach diesen biblischen Prinzipien lebt, *wird endlich wieder Freude am Leben haben!*

2.
Wege aus dem Zorn

Die dritte „Richtlinie für ein glückliches Leben" lautete: *Machen Sie sich täglich frei von Ihrem Groll.* Wenn Sie die in diesem Kapitel beschriebenen Grundsätze über den Umgang mit Zorn beachten, werden Sie verhindern, daß Sie je an einer klinischen Depression erkranken.

1. *Wann immer Sie starken Zorn gegen sich selbst, Gott oder irgend jemanden anderes empfinden, reagieren Sie am besten darauf, indem Sie analysieren, ob dieser Zorn berechtigt oder unberechtigt ist. So gewinnen Sie Einsicht in Ihren Zorn.*
Manchmal ist unser Zorn eine völlig angemessene Reaktion (gerechter Zorn) auf jemanden, der uns verletzt hat. Ein Beispiel dafür wäre ein „Freund", der Klatsch oder Lügen über uns verbreitet. Ein anderes Beispiel wäre ein Ehepartner, der sich der sexuellen Gemeinschaft verweigert. Nach 1. Korinther 7,3 – 5 sollten christliche Ehepartner sich einander nicht entziehen, es sei denn, um zu beten. Jeder hat ein Anrecht auf den Körper des anderen. Wenn eine Frau sich ihrem Mann verweigert (und umgekehrt), verletzt sie sein von Gott gegebenes Recht, und es ist durchaus angemessen, wenn er dann einen gewissen gerechten Zorn empfindet, solange er ihr bis zum Schlafengehen vergibt (ob sie die Vergebung verdient oder nicht).

In Epheser 4,26 wird uns *befohlen* (das griechische Verb steht im Imperativ – der Befehlsform), zu zürnen, aber nicht zu sündigen. Im selben Vers werden wir jedoch ermahnt, die

Sonne niemals über unserem Zorn untergehen zu lassen. Wir *dürfen unseren Groll nicht festhalten.* Zorn zu empfinden ist grundsätzlich keine Sünde. Wir müssen uns nur bis zum Sonnenuntergang (oder bis zum Schlafengehen) dieser gefährlichen Emotion entledigen.

Manchmal ist unser Zorn aber auch ungerechtfertigt und daher sündig:

a) *Zorn, der entsteht, wenn die selbstsüchtigen Ansprüche eines Menschen nicht befriedigt werden.* Selbstsucht ist meistens die Wurzel von ungerechtfertigtem Zorn. Je selbstsüchtiger ein Mensch ist (ob er nun ein offensichtlich selbstsüchtiger Krimineller oder ein verdeckt selbstsüchtiger Missionar ist), desto zorniger wird er meistens sein. Er hat ernste Probleme mit Depressionen, denn das Festhalten von Groll ist die Hauptursache für Depressionen.

b) *Zorn, der entsteht, wenn die perfektionistischen Ansprüche eines Menschen nicht befriedigt werden.* Perfektionisten (zwanghafte Menschen) erwarten zuviel von sich selbst, von anderen und sogar von Gott, folglich sind sie auch häufig zornig auf sich selbst, auf andere oder auf Gott – meistens jedoch auf sich selbst. Darum haben die Perfektionisten die höchste Depressivitätsrate unter allen zehn Persönlichkeitstypen.

c) *Zorn aufgrund von Mißtrauen.* Wenn ein Mensch ein paar paranoide Persönlichkeitsmerkmale hat, wird er oft die Motive anderer mißverstehen. Jemand bemerkt ihn nicht, und er nimmt an, daß diese Person ihn absichtlich meidet. Jemand neckt ihn leicht, um zu versuchen, seine Freundschaft zu gewinnen, doch er nimmt an, daß der „Freund" ihn in Wirklichkeit heruntermachen will. Ein Mensch mit paranoiden Tendenzen ist so blind für seinen eigenen unterdrückten Zorn, daß er ihn auf andere projiziert und irrtümlich denkt, die anderen seien verärgert über ihn. Die Bibel spricht an mehreren Stellen über Projektion, besonders jedoch in Matthäus 7,3–5, wo Christus selbst sagt: „Was siehst du aber den Splitter in deines Bruders Auge und nimmst nicht wahr den Balken in deinem Auge?

Oder wie kannst du sagen zu deinem Bruder: Halt, ich will dir den Splitter aus deinem Auge ziehen?, und siehe, ein Balken ist in deinem Auge. Du Heuchler, zieh zuerst den Balken aus deinem Auge; danach sieh zu, wie du den Splitter aus deines Bruders Auge ziehst."

Wie aus diesem bildhaften Vergleich hervorgeht, hat unser Bruder tatsächlich manchmal einen Splitter im Auge. Doch selbst dann übertreiben wir wegen des Balkens in unserem eigenen Auge manchmal seine Bedeutung. Mit anderen Worten, wir werden extrem zornig über einen geringen Anlaß, weil in uns ein Überfluß an unterdrücktem Zorn steckt oder weil die Sünde unseres Bruders uns an eine unserer eigenen Sünden erinnert, über die wir uns jedoch selbst belügen. Die Psychiater haben schon lange erkannt, daß der Persönlichkeitstyp, auf den wir am häufigsten zornig werden, wahrscheinlich unser eigener ist. Wir Menschen belügen uns so oft über unsere eigenen Fehler, daß wir immer dann, wenn uns jemand mit ähnlichen Fehlern begegnet, negativ auf ihn reagieren, ohne zu wissen, warum. *Alle Menschen tun das,* aber paranoide Personen neigen besonders dazu.

Zusammengefaßt sind die drei Hauptquellen unberechtigten Zornes also *(a) Selbstsucht, (b) perfektionistische Ansprüche und (c) Mißtrauen.*

Zorn gegen Gott ist immer ungerechtfertigt, denn Gott beansprucht in Psalm 103, in allem, was er tut, vollkommen gut, gerecht und liebevoll zu sein. Wann immer wir Zorn auf Gott empfinden, sollten wir mit ihm darüber sprechen, und uns dabei klarmachen, daß unser Zorn gegen Gott völlig auf unserer eigenen menschlichen Engstirnigkeit oder Selbstsucht beruht. Wir müssen Gott vollkommen vertrauen, daß er das tut, was für uns auf lange Sicht das Beste ist, statt in unserer Einfalt zornig auf ihn zu werden, weil er ein bestimmtes Gebet nicht so beantwortet hat, wie *wir* es uns vorstellen.

Inzwischen dürfte klar geworden sein, wie außerordentlich wichtig es ist zu erkennen, ob unser Zorn berechtigt oder unberechtigt ist. Wenn wir durch einen christlichen Reifungsprozeß in der Lage wären, unseren ungerechtfertigten Zorn größtenteils auszuschalten, indem wir unsere Selbstsucht, unser Mißtrauen und unsere perfektionistischen Ansprüche ablegen, so würden wir uns des größeren Teils unseres Zorns entledigen.

Solche Einsichten können auch eine erhebliche Hilfe bei der Überwindung von Depressionen sein. Natürlich ist der erste Schritt der, daß ein Mensch erkennt, daß er *zornig ist.* Es ist schwer, mit dem Zorn richtig umzugehen, wenn man nicht einmal erkennt, daß er vorhanden ist. Das Verständnis, warum man in bestimmten Situationen so zornig wird, hilft auch, in Zukunft seinen Zorn besser zu beherrschen und zu bewältigen. Eine Person wird zum Beispiel vielleicht extrem zornig, wenn sie den Eindruck hat, von einem Freund abfällig behandelt zu werden. Falls der Zorn in keinem Verhältnis zu dem tatsächlichen Vorfall steht, kann das daran liegen, daß der Vorfall den Betreffenden an eine andere Situation in seinem Leben erinnert, in der er sich minderwertig und unfähig fühlte. Der gegenwärtige Vorfall verstärkt diese vergangenen Gefühle und Unsicherheiten. Vielleicht ein Viertel seiner Reaktion bezieht sich tatsächlich auf die gegenwärtige Situation, und die anderen drei Viertel sind eine Reaktion auf Gefühle, die vor langer Zeit unterdrückt wurden.

Ebenso kann ein Mensch durch Einblicke in seine Persönlichkeit lernen, seinen Zorn und seine Depressionen besser zu beherrschen. Wenn sich zum Beispiel ein Mensch mit einer zyklothymen Persönlichkeit (Persönlichkeitstypus, bei dem niedergeschlagene und erregte Stimmung abwechselnd auftreten) über seine Verhaltensmuster klar wird und begreift, wie oft er sich darauf einstellt, von anderen Menschen abgelehnt zu werden, und dann zornig auf sie wird, kann er lernen, seinen ungerechtfertigten Zorn in Zukunft zu beherrschen. Auch ein zwanghafter oder perfektionistischer Mensch kann das lernen, indem er sich bewußt wird, daß er anderen (und sich selbst) gegenüber übermäßig kritisch ist. Wenn eine hysterische Person sich der Tatsache bewußt wird, daß sie zu übertriebener Emotionalität neigt und von einem Moment auf den anderen sehr feindselig werden kann, dann kann die Erkenntnis dieser Verhaltensmuster ihr helfen, ihren unberechtigten (selbstsüchtigen) Zorn in Zukunft zu beherrschen.

Einsichten in die Vergangenheit eines Menschen und die Art, wie sie ihn geprägt hat, können bei der Überwindung von Zorn und Depressionen in der Gegenwart eine ungemein große Hilfe darstellen. Ebenso hilfreich können Einsichten in die gegenwärtigen Persönlichkeitsbezüge des Betreffenden sein. Doch es ist auch Vorsicht geboten: *Solche Einblicke können gefährlich sein.* Wenn jemandem Einsichten verschafft werden, und er ist nicht darauf vorbereitet, damit umzugehen, kann das zu einem Problem werden; das gleiche gilt, wenn die Einsichten zu schnell auf jemanden einstürzen. Manche Menschen, die in zu kurzer Zeit zu viele Erkenntnisse über sich selbst gewinnen, entwickeln eine Psychose, um die schmerzliche Wirklichkeit, die sie erkannt haben, ertragen zu können. In ihrem psychotischen Zustand sperren sie alle Einsichten aus, da sie außerhalb der Wirklichkeit leben. Es ist also ratsam, Menschen langsam und mit Vorsicht auf den Weg der Selbsterkenntnis zu weisen, besonders wenn es sich dabei um Personen handelt, deren geistige Gesundheit auf der Kippe steht. Denken Sie daran, „die Wahrheit in Liebe zu sagen".

2. *Wenn Sie überzeugt sind, daß Ihr Zorn berechtigt ist, fassen Sie ihn irgendwie in Worte, und vergeben Sie demjenigen, auf den sich Ihr Zorn richtet, bis zum Abend desselben Tages. Somit gehorchen Sie Matthäus 5,21–24 und Epheser 4,26.*

In seiner Bergpredigt gibt uns Christus die folgenden Anweisungen: „Ihr habt gehört, daß zu den Alten gesagt ist: ‚Du sollst nicht töten; wer aber tötet, der soll des Gerichts schuldig sein. Ich aber sage euch: Wer mit seinem Bruder zürnt, der ist des Gerichts schuldig; wer aber zu seinem Bruder sagt: Du Nichtsnutz!, der ist des Hohen Rats schuldig; wer aber sagt: Du Narr!, der ist des höllischen Feuers schuldig. Darum: wenn du deine Gabe auf dem Altar opferst und dort kommt dir in den Sinn, daß dein Bruder etwas gegen dich hat, so laß dort vor dem Altar deine Gabe und geh zuerst hin und versöhne dich mit deinem Bruder und dann komm und opfere deine Gabe" (Matthäus 5,21–24).

Was für ein phantastisches Bild Christus hier gebraucht! Wir Menschen bemessen unsere „Geistlichkeit" nach den finanziellen Opfern, die wir öffentlich auf den Kollektenteller legen. Doch Christus weist uns an, unsere *echte Geistlichkeit* dadurch zu zeigen, daß wir unseren Bruder genug lieben, um ihm in die Augen sehen zu können, und allen Zorn, den wir gegen ihn hegen mögen oder er gegen uns hegen mag, aufzulösen. Beachten Sie gut, daß Christus *selbst dann, wenn nicht wir zornig auf den Bruder, sondern er zornig auf uns ist, uns die Verantwortung zuweist, hinzugehen und uns mit unserem Bruder zu versöhnen.* Das erfordert viel Mut, christliche Reife und Liebe.

Warum möchte Christus, daß wir unseren Zorn in Worte fassen? Es hat verschiedene positive psychologische und geistliche Auswirkungen, wenn wir unseren Zorn verbal ausdrücken:

a) Es hilft uns, die Wahrheit zu erkennen – daß wir wirklich Zorn empfinden –, anstatt sie zu unterdrücken und uns zu wundern, warum wir uns so frustriert oder depressiv fühlen.

b) Es hilft uns zu vergeben. Es ist möglich, jemandem zu vergeben, ohne unseren Zorn in Worte zu fassen, doch das Verbalisieren des Zornes macht das Vergeben *ein ganzes Stück leichter,* selbst wenn die andere Person nicht mit uns übereinstimmt, daß unser Zorn berechtigt ist. *Wir müssen vergeben, unabhängig davon, welche Reaktion* wir von dem anderen erhalten. Warum sollten *wir wegen einer Sünde* depressiv werden? Das wäre töricht. Wir sollten unseren Zorn in Worte fassen und ihm vergeben, ob er die Vergebung verdient oder nicht. Das wird uns davor bewahren, depressiv zu werden. Gott will nicht, daß wir unseren Groll festhalten, weil er möchte, daß wir Liebe, Freude und Frieden erfahren.

c) Gott wird unsere Worte, *wenn sie taktvoll sind* (die Wahrheit in Liebe sagen), dazu benutzen, unseren Bruder von seiner Sünde zu überführen (welche Sünde auch immer unseren gerechtfertigten Zorn erregt hat). Wenn wir über unseren Zorn sprechen, sollte das ruhig und in taktvollen Worten geschehen. Die dahinterliegende Absicht sollte immer sein, uns mit unserem Bruder zu versöhnen, niemals aber, Rache zu üben.

d) Das taktvolle Ausdrücken unseres Zorns bringt zusätzliche Vertrautheit in eine Ehe oder eine Freundschaft. Wenn wir unseren Zorn nicht in Worte fassen, wird unsere menschliche Natur höchstwahrscheinlich dafür sorgen, daß wir ihn schließlich auf nonverbale Weise durch andere (normalerweise unbewußte) Spielchen zeigen – Schmollen; Dinge vor sich herschieben; das Essen anbrennen lassen; Kopfschmerzen vortäuschen, wenn der Ehepartner sexuelle Gemeinschaft möchte; später nach Hause kommen, ohne Bescheid zu sagen, und anderes mehr.

e) Die Person, der gegenüber wir unseren Zorn taktvoll verbalisieren, wird uns fast immer dafür *respektieren,* daß wir freimütig sind, unsere Emotionen beherrschen und verantwortlich mit unserem Zorn umgehen.

f) Ein weiterer wichtiger Vorteil solchen Verhaltens ist, daß wir dadurch Gottes Wort gehorsam sind.

g) Es trägt dazu bei, Klatsch zu vermeiden. Wenn wir unseren Zorn nicht der Person gegenüber verbalisieren, auf die wir zornig sind, wird die Versuchung unheimlich groß, anderen davon zu erzählen, wie der Betreffende uns verletzt hat. Ein offenes, ehrliches Gespräch trägt auch dazu bei, den anderen davon abzuhalten, über uns zu klatschen, indem wir den Konflikt lösen – oder zumindest offenlegen. Es ist besser, durch ein Messer verwundet zu werden, als durch die Zunge eines anderen tödlich verletzt zu werden. Unter den sieben Sünden, die Gott am meisten haßt (Sprüche 6), sind Stolz, Klatsch und Aussäen von Zwietracht unter Geschwistern. Gott *haßt* Klatsch, und er *liebt* die Lösung von Konflikten.

Damit die Aussagen dieses Kapitels nicht zu weit getrieben werden, ist hier eine Erläuterung am Platze. Gott fordert von uns nicht jede kleine Zornesregung, die wir jemals empfinden, gegenüber jeder einzelnen Person, auf die wir zornig sind, zu verbalisieren. Gebrauchen Sie Ihr Urteilsvermögen und denken Sie praktisch. Rufen Sie zum Beispiel nicht den Bundeskanzler an, wenn Sie über irgendeine seiner Entscheidungen leicht verärgert sind. Wenn Sie zornig auf Ihren Chef sind und Sie Ihren Job verlieren könnten, falls Sie diesen Zorn in Worte fassen, dann werden Sie sich vielleicht entschließen, den Zorn gegen Ihren Chef vor Gott auszudrücken und ihn um Hilfe zu bitten, dem Mann zu vergeben, ob er diese Vergebung verdient oder nicht. In anderen Situationen kann es durchaus angebracht sein, mit Ihrem Chef taktvoll über Ihren Zorn zu sprechen oder gar ein Protesttelegramm an den Bundeskanzler über eine seiner Entscheidungen zu schicken. Noch einmal, gebrauchen Sie Ihre Urteilskraft und beten Sie um Unterscheidungsvermögen. Wenn Sie auf Ihren Chef zornig sind, finden Sie vielleicht heraus, daß es Ihnen hilft, die Dinge klarer zu sehen und sich zur Vergebung zu entschließen, wenn Sie die Angelegenheit später am Tag mit Ihrer Frau besprechen. Jogging oder ein kräftiger Schlag auf den Tennisball kann Ihnen ebenfalls helfen, genug von Ihrem Zorn körperlich abzureagieren, um die Dinge in der richtigen Perspektive zu sehen und zu vergeben. Doch wenn auch Sport eine gute Hilfe sein kann, achten Sie darauf, ihn niemals als *einzigen* Weg zu benutzen, mit Ihrem Zorn umzugehen.

Idealerweise sollte der Zorn sowohl gegenüber Gott als auch gegenüber den Menschen verbalisiert werden. Nur Gott hat übernatürliche Kraft, um mit unserem Zorn fertig zu werden. Ein Psychiater kann das nicht. Wenn Sie depressiv sind, beten Sie jeden Abend, daß Gott Ihnen jeglichen unbewußten Groll, den Sie gegen irgend jemanden – einschließlich sich selbst – hegen, offenbart. Dazu ist nur Gott in der Lage.

Diese Erörterung über das Verbalisieren des Zornes wäre

nicht vollständig ohne eine kurze Bemerkung darüber, was es bedeutet, *freimütig* zu sein im Gegensatz zu *aggressiv* oder *übermäßig passiv.* Es gibt zwei extreme Verhaltensweisen, wenn wir unseren Zorn ausdrücken. Die eine besteht darin, aggressiv zu sein, die andere darin, passiv zu sein. Wenn wir aggressiv mit unserem Zorn umgehen, fegen wir unsere eigenen Gefühle beiseite und machen unserem Zorn auf Kosten eines anderen Luft. Wir greifen sein Wesen an, attackieren ihn persönlich. Das andere Extrem ist die Passivität. Wenn wir passiv sind, drücken wir nicht direkt aus, was wir fühlen, sondern wir lassen unseren Zorn mit Hilfe irgendeines unbewußten Manövers heraus, wie etwa dadurch, daß wir Dinge vor uns herschieben, schmollen, schlechte Arbeit leisten, unser Leben von anderen bestimmen lassen und uns gleichzeitig darüber ärgern, ja sagen, wenn wir eigentlich nein sagen wollen. Beide Extreme sind ungesund. Das gesunde Gleichgewicht liegt darin, freimütig zu sein. Wenn wir freimütig sind, drücken wir aus, was wir fühlen, doch wir lassen dabei Liebe und Taktgefühl walten. Wir sagen ja, wenn wir ja meinen, und nein, wenn wir nein meinen. Wir stehen zu dem, wovon wir überzeugt sind, und wir bitten um das, was wir für wichtig halten. Vielleicht hilft hier ein Beispiel weiter. Wenn jemand unsere Gefühle verletzte, und wir reagierten aggressiv, dann würden wir ihn persönlich angreifen und attackieren, indem wir beleidigende Dinge zu ihm sagten. Wären wir passiv, würden wir gar nichts sagen, sondern einfach darüber schmollen (und vielleicht hinter seinem Rücken mit anderen darüber reden). Wären wir jedoch freimütig, würden wir zu ihm gehen und etwa folgendes sagen: „Ich bin zornig auf dich gewesen wegen dem, was du gesagt hast, aber mir wäre es lieb, wenn wir unsere Differenzen beilegen könnten. Können wir darüber reden?“

Denken Sie daran, wie auch immer Sie Ihren Zorn verbalisieren, *Sie müssen vergeben!* Vergeben beginnt mit einem *Willensakt.* Auch Vergebung kann man wählen. Es mag einige Zeit erfordern, die beteiligten Emotionen aufzuarbeiten, denn wir werden unsere Gefühle nicht sofort los. Es dauert einige Zeit, unseren Computer umzuprogrammieren. Dennoch können wir anderen sofort durch einen *Willensakt* vergeben. Das ist ein wichtiger Unterschied. Ebenso wichtig ist es, daran zu denken, daß Vergebung nicht bedeutet, die Erinnerung völlig auszulöschen. Vielmehr bedeutet Vergebung, eine Verletzung nicht auf das Konto des Betreffenden zu buchen. Gott, der Vater, vergibt uns all unsere Sünden aufgrund dessen, was Christus am Kreuz für uns getan hat. Das bedeutet, daß er uns unsere Sünden nicht länger zurechnet, er bucht sie nicht mehr auf unser Konto. So sollten auch wir bei der Vergebung eine Sache einem anderen Menschen nicht mehr auf die Rechnung setzen.

Es gibt im Grunde sechs Gruppen von Menschen, die oft unseren Zorn erregen und denen wir vergeben müssen. Zuerst tragen wir häufig eine Menge unterdrückten Zorn gegen unsere Eltern in uns. Wir müssen daran denken, daß Gott dafür sorgen kann, daß sich schwierige Situationen der Vergangenheit zu unserem Vorteil auswirken, und daß für einen Christen alle Dinge zum Besten zusammenwirken. Auch wir werden bei der Erziehung unserer Kinder Fehler machen. Wir müssen unseren Eltern die Fehler und Sünden vergeben, die sie bei unserer Erziehung begingen, ob sie nun unsere Vergebung verdienen oder nicht.

Zweitens müssen wir uns selbst vergeben. Ebenso wie wir auf andere Menschen zornig werden, zürnen wir auch uns selbst, weil wir nicht mehr leisten oder zu viele Fehler machen. Uns selbst gegenüber sind wir oft strenger als gegenüber anderen. Wir müssen uns also selbst für die Fehler und Sünden der Vergangenheit vergeben. Gott kennt unsere Schwächen und weiß, daß wir nur Staub sind (Psalm 103,14). Wenn er unsere Sünden wegnimmt, dann sind sie so weit von uns entfernt wie der Osten vom Westen (Vers 12). Er möchte, daß wir das gleiche tun und uns selbst unsere Fehler der Vergangenheit nicht mehr anrechnen.

Drittens müssen wir mit unserem unterdrückten Zorn gegen Gott fertig werden. Wir können Gott nicht vergeben, denn

Gott hat nichts Falsches getan; aber wir haben ihm gegenüber vielleicht trotzdem Zorn oder bittere Gefühle. Unbewußt argumentieren wir innerlich so: „Er ist schließlich Gott, und er hätte diese Situation verhindern oder korrigieren können, wenn er gewollt hätte." Wie Hiob müssen wir unseren Zorn gegen Gott bekennen, mit ihm darüber reden und ihn um Hilfe bitten, diesen Zorn zu lösen.

Viertens müssen wir mit dem unterdrückten Zorn gegen unseren Ehepartner fertig werden. Wir müssen ihm die Fehler vergeben, die er gemacht hat. Wenn zwei Menschen viele Jahre lang zusammenleben, entstehen viele Situationen, die Zorn erregen, und dieser Zorn kann sich über Jahre hinweg immer mehr aufstauen. Ein Mensch muß vergeben, um Depressionen zu vermeiden.

Fünftens müssen wir denen vergeben, die Autorität über uns ausüben. Zorn bildet sich oft gegenüber den Autoritätsfiguren in unserem Leben. Wir müssen ihnen vergeben, was auch immer sie uns unserer Meinung nach angetan haben. Gott hat ihnen Autorität über uns verliehen. Wir müssen auf sie reagieren und lernen, mit ihnen über unsere Empfindungen zu sprechen. Unter keinen Umständen sollten wir unseren Groll gegen sie festhalten.

Und sechstens müssen wir den sogenannten „anderen" vergeben, es sind all die übrigen Menschen, gegen die wir zu bestimmten Zeiten Groll empfinden. Zu dieser Gruppe können auch die Spielkameraden aus unserer Kindheit gehören. Unterdrückter Ärger und Zorngefühle aus der Kindheit können uns bis in die Gegenwart hinein verfolgen, denn vieles von damals wurde vielleicht niemals aufgearbeitet. Auch diesen Zorn müssen wir bekennen und den betreffenden Personen vergeben.

In der Bibel sagt Gott viel über Zorn und über die Notwendigkeit, ihn zu beherrschen. Eine der besten Möglichkeiten, unseren Zorn zu beherrschen, besteht darin, weiter in Christus zu wachsen. Wenn wir in Christus und in der Demut wachsen, wird sich ein großer Teil unseres Zorns von selbst auflösen, und so werden wir zu glücklicheren, gesünderen Menschen.

Wenn Sie bei der Analyse Ihres Zornes entdecken, daß er ungerechtfertigt war – eine Folge Ihrer Selbstsucht, Ihres Perfektionismus oder Ihres Mißtrauens –, dann wird es vermutlich nicht nötig sein, Ihren Zorn in Worte fassen zu müssen. Doch manchmal ist es hilfreich, auch ungerechtfertigten Zorn zu verbalisieren. Zum Beispiel: „Mein Freund, ich war vorhin zornig auf dich, also habe ich darüber gebetet und meinen Zorn analysiert. Nachdem ich in den letzten Stunden darüber nachgedacht habe, bin ich zu dem Schluß gekommen, daß ich meinem Perfektionismus die Zügel habe schießen lassen. Ich habe von dir erwartet, daß du vollkommen bist, und mich darüber aufgeregt, daß du manche Dinge anders machst als ich. Willst du mir meine Engstirnigkeit vergeben? Du wirst dich wahrscheinlich auf einiges an Verbohrtheit einstellen müssen, wenn du wirklich mein guter Freund sein willst."

3. *Überlassen Sie Gott die Rache. Zahlen Sie niemals irgend jemandem, auch nicht sich selbst, etwas heim.*
Es gibt nur ein unbewußtes Motiv dafür, seinen Zorn festzuhalten: *Rache.* Kürzlich kam ein Patient in unsere Praxis, um sich Klarheit über die letzten drei Jahre zu verschaffen, in denen er an Depressionen gelitten hatte. Wir fragten ihn, ob es jemanden gebe, auf den er vor drei Jahren besonders zornig gewesen sei, also unmittelbar vor dem Beginn der Depression. Obwohl die Frage ihn zunächst überraschte, schien er, nachdem er weniger als eine Minute darüber nachgedacht hatte, plötzlich zornig zu werden. Sein Hals wurde rot und fleckig, seine Pupillen begannen sich zu erweitern, und seine Finger krümmten sich allmählich zu einer Faust. Mit vielen Schimpfwörtern beschrieb er eine Dozentin, die ihm vor drei Jahren vor allen Studienkollegen vorgeworfen hatte, in einer Prüfung betrogen zu haben, obwohl das nicht stimmte. Auf die Frage: „Warum vergeben Sie Ihrer Dozentin nicht? Das würde Ihnen helfen,

Ihre Depressionen zu überwinden", antwortete er wütend: „Auf keinen Fall! Ich werde ihr niemals vergeben, bis ich sterbe. Sie verdient es nicht!" An dieser Stelle erschien es uns angeraten, den Patienten behutsam ein wenig aufzuziehen, um ihm die Absurdität seiner Einstellung vor Augen zu führen: „Sie strafen die arme Frau aber wirklich hart! Sie machen drei Jahre Depressionen durch, um sich an ihr zu rächen. Ist es das wert? Meinen Sie, daß sie sich überhaupt an Sie erinnert?" Wir erklärten ihm die Mechanismen der Depressivität – wie biochemische Veränderungen durch das Festhalten von Zorn ausgelöst werden. Es ergab sich auch eine wunderbare Möglichkeit, ihm von Christus zu erzählen. Nachdem er in eine Beziehung zu Jesus Christus eingetreten war und mit Hilfe der Kraft Christi seiner Dozentin vergeben hatte – obwohl sie wirklich keine Vergebung verdiente –, kam er innerhalb weniger Wochen über seine Depressionen hinweg.

Rache ist ein dummes Motiv. Wenn Sie auch nur das geringste Vertrauen in Gott setzen, wird jede persönliche Rache völlig überflüssig und dumm. Gott wird Rache üben an allen, die sie verdienen – oder er wird seine göttliche Gnade erweisen und ihnen vergeben, besonders dann, wenn sie bereuen. Doch ob Gott Rache übt oder Gnade erweist, ist seine Entscheidung. Es ist nicht unsere Sache. Halten Sie sich aus Gottes Angelegenheiten heraus! Wir Menschen verbringen leider unser halbes Leben damit, auf die eine oder andere Weise Gott zu spielen.

Schauen wir, was der Apostel Paulus in Römer 12,17–21 über Rache zu sagen hat: „Vergeltet niemand Böses mit Bösem. Seid auf Gutes bedacht gegenüber jedermann. Ist's möglich, soviel an euch liegt, so habt mit allen Menschen Frieden. Rächt euch nicht selbst, meine Lieben, sondern gebt Raum dem Zorn Gottes; denn es steht geschrieben: ‚Die Rache ist mein; ich will vergelten, spricht der Herr.' Vielmehr, ‚wenn deinen Feind hungert, gib ihm zu essen; dürstet ihn, gib ihm zu trinken. Wenn du das tust, so wirst du feurige Kohlen auf sein Haupt sammeln'. Laß dich nicht vom Bösen überwinden, sondern überwinde das Böse mit Gutem."

Gottes Wort ist so wunderbar, und seine Wege sind so weise. Wenn wir stolzen Menschen nur zuhören würden!

Lassen Sie uns die drei entscheidenden Grundsätze für den Umgang mit Zorn noch einmal zusammenfassen: 1) Verschaffen Sie sich Klarheit, ob Ihr Zorn gerechtfertigt ist oder nicht; 2) *verbalisieren* Sie Ihren gerechtfertigten Zorn, und *vergeben* Sie vorm Schlafengehen; 3) üben Sie niemals Rache – überlassen Sie das Gott.

3.
Wann helfen Medikamente und stationäre Behandlung?

Sollte man je antidepressive Medikamente einsetzen? Es gibt Christen, die diese Frage mit nein beantworten würden. Sie würden sagen, es sei ungeistlich, sich überhaupt auf Medikamente zu verlassen, da wir uns völlig auf den Herrn verlassen sollten. Vor einem Jahrhundert glaubten einige Christen, es sei Sünde, eine Brille zu tragen – oder „Teufelsaugen", wie sie sie nannten. Sie argumentierten so: „Wenn Gott wollte, daß du sehen kannst, hätte er dir ein gutes Sehvermögen gegeben." Selbst nach der Entdeckung des Penicillins starben viele Christen an Lungenentzündung, weil sie ihr Vertrauen allein auf Gott und nicht auf Medikamente setzen wollten. Wir wissen von einigen Christen, die innerhalb der letzten Jahre gestorben sind, weil sie sich weigerten, einen Krebstumor operativ entfernen zu lassen. Statt dessen schenkten sie irgendwelchen fanatischen Evangelisten Glauben, die ihnen erzählten, sie seien durch ein Wunder geheilt. Der Vorsitzende der Studentenschaft einer großen amerikanischen Universität starb 1977 an Krebs, nachdem er die Regierung seines Bundesstaates persönlich davon überzeugt hatte, „Laetrile" zu legalisieren – jene höchst fragwürdige Droge, der er seine „Heilung" zuschrieb.

Christus selbst sagte, daß die Kranken einen Arzt brauchen. Lukas, der einen größeren Teil des Neuen Testamentes schrieb als der Apostel Paulus, war ein Arzt. Rechtfertigt etwa die Tatsache, daß Gott kurze Zeit nach dem Tod Jesu zahlreiche Wunder gebrauchte, um das Christentum als wahr zu erweisen, daß

Christen im zwanzigsten Jahrhundert immer noch darauf bestehen, daß Gott sie entweder auf übernatürliche Weise oder überhaupt nicht heilen soll? Man muß schon ziemlich anmaßend sein, um eine übernatürliche Heilung zu *verlangen.* Gewiß heilt Gott auch heute in seltenen Fällen Menschen auf übernatürliche Weise, doch die meisten Christen heilt er durch die sachgemäße Anwendung von medizinischer Technik und Medikamenten. Warum gab er dem Menschen den Verstand? Sollten Christen, die an Diabetes leiden und Insulin brauchen, täglich Insulin spritzen? Oder sollten sie das Insulin ablehnen und innerhalb von zwei Tagen in einem diabetischen Koma sterben, nur um zu beweisen, wie tapfer geistlich sie sind? Das sicherlich nicht! Gott möchte, daß wir leben und den Verstand, den er uns gegeben hat, zu unser aller Glück nutzen.

Sollten Antidepressiva je eingesetzt werden? Natürlich, unter bestimmten Umständen.[1] Wenn ein Patient zu uns kommt und an einer klinischen Depression leidet, nicht schlafen kann und Selbstmordgedanken hat, dann haben wir drei Möglichkeiten, ihn zu behandeln. Wir können ihn einmal pro Woche zur Therapie bestellen; dann wäre er durchschnittlich innerhalb von sechs bis zwölf Monaten über seine klinische Depression hinweg (vorausgesetzt, er begeht in den ersten zwei Monaten, in denen er immer noch an Schlaflosigkeit und starken seelischen Schmerzen leidet, nicht Selbstmord). Die zweite Möglichkeit wäre, daß der Patient wöchentlich zur Psychotherapie kommt und Antidepressiva nimmt. Auf diese Weise wäre er wahrscheinlich innerhalb von drei bis sechs Monaten völlig geheilt. Er würde nach zehn Tagen Behandlung mit antidepressiven Medikamenten gut schlafen und eine gewisse Besserung seines Zustandes verspüren, so daß das Selbstmordrisiko verringert wäre. Die dritte Möglichkeit wäre, daß der Patient sich in die psychiatrische Abteilung eines Krankenhauses einweisen läßt, täglich Psychotherapie und Medikamente bekommt, sich innerhalb einer Woche besser fühlt und seine Depression innerhalb von drei bis sechs Wochen völlig überwunden hat, wobei er anschließend nur noch ein oder zwei Monate lang ambulante Psychotherapie braucht. Welche dieser Möglichkeiten ist die beste, wenn dieser Patient zu Hause vier Kinder hat, die seit Monaten unter seiner Depression zu leiden hatten? Welche Möglichkeit ist die beste, wenn dieser Familienvater stark selbstmordgefährdet ist und seine Kinder mit so tiefen emotionalen Wunden zurücklassen würde?

Unserer Meinung nach ist stationäre Behandlung fast immer ein Muß, wenn entweder Selbstmordgefahr besteht oder der Patient nahe daran ist, den Kontakt zur Wirklichkeit zu verlieren (eine psychotische Depression hat). Warum sollte man mit einem menschlichen Leben spielen? Wenn ein Mensch jedoch nur so depressiv ist, daß er in seinem Wirken behindert ist, jedoch weder Selbstmordgedanken hat noch in Gefahr steht, den Kontakt zur Wirklichkeit zu verlieren, dann ist eine ambulante Psychotherapie mit Medikamenten die beste Wahl. Warum sollte ein Patient drei bis sechs Monate länger als nötig an einer Depression leiden? Bei leichten Depressionen ist es besser, auf Medikamente zu verzichten, denn sie sind teuer und haben leichte vorübergehende Nebenwirkungen.

Die Vorteile einer stationären Behandlung schwerer Depressionen lassen sich folgendermaßen zusammenfassen:

- Der Patient erhält eine intensive Psychotherapie.
- Anpassungen bei der Medikamentengabe können schnell vollzogen werden.
- Der Patient entkommt aus seiner belastenden Umgebung und ist in Sicherheit.
- Er wird durch Vorsichtsmaßnahmen des Krankenhauses vor Selbstmordversuchen geschützt.
- Es herrscht eine freundliche, hilfreiche, unterstützende Atmosphäre.
- Die Bekanntschaft mit anderen depressiven Menschen, die auf dem Weg der Besserung sind, ist eine Ermutigung.

- Die Symptome und der emotionale Schmerz der Depression werden schneller geheilt.
- Ausgebildete Psychiatrie-Krankenschwestern und andere Mitarbeiter unterstützen die Psychiater dabei, die Patienten zu beraten und ihnen zu helfen, Einsichten zu gewinnen.
- Krankenschwestern beobachten täglich die Verhaltensmuster der Patienten und geben diese Informationen an die Psychiater weiter.
- Eine stationäre Behandlung ist im allgemeinen (auf lange Sicht) weniger kostspielig für einen Menschen als eine ausgedehnte ambulante Psychotherapie, da sie normalerweise von der Krankenkasse bezahlt wird. Außerdem ist der Patient häufig in der Lage, schneller wieder in seine volle Berufstätigkeit zurückzukehren.

Die Nachteile einer stationären Behandlung sind:

- Manche unselbständige Menschen versuchen, ihrer Verantwortung zu entfliehen, indem sie sich in ein Krankenhaus einweisen lassen und Symptome für eine Depression vortäuschen, solange der Psychiater in der Nähe ist.
- Eine stationäre psychiatrische Behandlung ist einem gewissen sozialen Stigma ausgesetzt, besonders in der Unterschicht und in der unteren Mittelschicht. Sie könnte bisweilen das berufliche Fortkommen behindern oder sogar den Zugang zu manchen Stellen verschließen.
- Wenn ein Patient drei bis sechs Wochen nach seiner Einweisung entlassen wird, ist er zumeist glücklich, enthusiastisch und über den Berg der Depression hinweg. Zu Hause muß er aber oft feststellen, daß seine Freunde zunächst zögern, ihm Fragen über seinen Krankenhausaufenthalt zu stellen, weil sie Angst haben, seine Gefühle zu verletzen. Der Patient könnte das als persönliche Ablehnung verstehen.

Wir wenden niemals die Insulinschocktherapie oder die Elektrokrampftherapie (auch „Schocktherapie“ genannt) an, weil diese mit möglichen Risiken für den Patienten verbunden sind und weil diese Maßnahmen in vielen Fällen nur vorübergehende Erleichterung bringen. Eine Schocktherapie kann zwar eine gegenwärtige Depression beheben, aber der Patient lernt durch sie nicht, wie er Depressionen künftig vermeiden kann. Einige Psychiater verwenden die Schocktherapie bei selbstmordgefährdeten Patienten oder solchen, die gegen antidepressive Medikamente resistent sind und bei denen offenbar keine Besserung eintritt. Im allgemeinen schließt sich dann an die Schocktherapie eine ambulante Psychotherapie an.

Wir halten auch nichts von der Anwendung süchtigmachender Medikamente. Trizyklische Antidepressiva wie Tofranil, Saroten und Sinquan machen nicht süchtig. Sie werden in einer Dosierung von etwa 150 Milligramm täglich vorm Schlafengehen eingenommen, im allgemeinen über einen Zeitraum von drei bis sechs Monaten. Wenn danach die Konflikte gelöst und der normale Norepinephrinspiegel des Patienten wiederhergestellt ist, kann er die Antidepressiva absetzen und fühlt sich ohne sie genauso glücklich wie während der Einnahme.

4.
Wege aus der Sorge

In Lukas 8,14 werden drei Hindernisse genannt, durch die Menschen zu Fall kommen, nachdem sie das Wort Gottes gehört haben. Über zwei davon (die Freuden des Lebens und den Reichtum) haben wir im Laufe unseres Lebens wohl schon einige Predigten zu hören bekommen, doch wer von uns wurde vor dem dritten Fallstrick, den Sorgen, gewarnt? Wahrhaftig, Sorgen schnüren vielen Menschen die Luft ab. Und doch haben wir alle von Zeit zu Zeit Sorgen. Sorgen sind oft eine Begleiterscheinung einer Depression. Sie sind durch Gefühle der Unbehaglichkeit, Spannung, Furcht und Rastlosigkeit gekennzeichnet. Ein besorgter Mensch sieht oft Mißgeschick, Gefahr oder Schicksalsschläge auf sich zukommen.

Symptome der Sorge

Ein besorgter Mensch ist oft überwach, reizbar, fahrig und übermäßig anlehnungsbedürftig. Möglicherweise redet er zuviel und hat Schwierigkeiten beim Einschlafen. Seine Konzentrationsfähigkeit kann beeinträchtigt sein, und er hat unter Umständen ein schlechtes Gedächtnis. Man kann durch Sorgen gelähmt werden.

Ein besorgter Mensch kann unter übermäßigem Schwitzen, Muskelverspannungen, Kopfschmerzen, zittriger Stimme, Seufzen, Phasen der Hyperventilation, Bauchschmerzen,

Übelkeit, Durchfall, einem unruhigen Magen, Bluthochdruck, schnellem Pulsschlag, Phasen der Kreislaufschwäche, häufigem Harndrang und Impotenz oder Frigidität leiden.

Sorgen sind die tiefere Ursache der meisten psychischen Probleme. Sie sind für Neurosen, Psychosen und psychosomatische Störungen verantwortlich, verursachen Phobien und können sogar das eigentliche, tiefere Problem solcher Menschen sein, die glauben, die unvergebbare Sünde begangen zu haben.

Sowohl die Psychologie als auch die Bibel weisen auf die Tatsache hin, daß Sorgen entweder normal oder anormal sein können. Die Psychologen haben schon vor langem festgestellt, daß Menschen effizienter und produktiver sind, wenn sie ein gewisses Maß an Sorgen haben. Werden die Sorgen jedoch zu stark, beginnt sich ihre Effizienz wieder entsprechend zu verringern.

Auch die Bibel deutet darauf hin, daß ein gewisses Maß an Sorgen (eine realistische Besorgnis, wie sie in Versen wie 1. Korinther 12,25; 2. Korinther 11,28 und Philipper 2,20 zum Ausdruck kommt) gesund ist. Intensive Sorge jedoch (Jammern und Grübeln wie in Lukas 8,14; Philipper 4,6; 1. Petrus 5,7) ist ungesund.[1] Das griechische Wort, das oft mit „Sorge“ wiedergegeben wird, kommt im Neuen Testament ungefähr fünfundzwanzigmal vor.[2] Normalerweise wird es im negativen Sinn gebraucht (als Grübeln oder Jammern), gelegentlich auch im positiven Sinn (als realistische Besorgnis).

Theoretisch gesehen ist Sorge ein Ausdruck unbewußter Ängste, während Furcht ein Ausdruck bewußter Ängste ist. Praktisch gesehen jedoch lassen sich die beiden oft nicht voneinander trennen.

Ursachen der Sorge

Die möglichen Ursachen der Sorge sind zahlreich. Sie kann die Folge unbewußter innerpsychischer Konflikte sein. Sie kann aber auch durch Vorbilder erlernt worden sein – wie etwa durch die Identifikation mit besorgten Eltern. Andere Ursachen können Kindheitskonflikte oder gegenwärtige Problemsituationen sein. Sorge kann dadurch entstehen, daß man sich über seine eigene Besorgnis Sorgen macht. Oder sie kann durch Ängste vor Minderwertigkeit, Armut oder schlechter Gesundheit entstehen.

In der frühen Kindheit machen wir alle Erfahrungen, die Sorgen verursachen. Wenn ein Mensch eine besonders belastete Kindheit mit vielen schmerzlichen Erfahrungen hatte, leidet er unter sehr vielen Sorgen. Ein großer Teil dieser Sorgen wird aber nicht sofort beim Auftreten verarbeitet, sondern statt dessen ins Unterbewußtsein verdrängt. In diesem Buch wurde schon einmal der Name Penfield erwähnt, jener Neurochirurg, der herausfand, daß das Gehirn so ähnlich wie ein Computer mit Speicherbänken funktioniert. Penfield stimulierte bestimmte Bereiche des Gehirns mit Elektroden und stellte fest, daß die Versuchspersonen sich daraufhin manchmal an bestimmte Ereignisse erinnerten, manchmal auch an die Gefühle, die dieses Ereignis begleiteten, und manchmal nur an die Gefühle, etwa Freude oder Niedergeschlagenheit, ohne daß sie gleichzeitig das dazugehörige Ereignis vor Augen hatten. Daraus schloß Penfield, daß bestimmte Erinnerungen und Gefühle aufgezeichnet und gespeichert werden und jederzeit genauso lebhaft wie bei ihrem ursprünglichen Auftreten wieder abgerufen werden können. Aktuelle Belastungen lösen diesen Ausgang aus. Wenn ein Mensch in der Gegenwart einer Situation begegnet, die Sorge verursacht, dann wird die Sorge aus seiner frühen Kindheit ebenfalls erweckt. In den meisten Fällen sind es die Gefühle aus der Kindheit, die ausgelöst werden – an das genaue Ereignis erinnert sich der Betreffende meist nicht. Die unterdrückten Emotionen scheinen sich auf die gegenwärtige Situation zu beziehen, was aber in Wirklichkeit nicht der Fall ist – zumindest nicht in den Proportionen, in denen sie empfunden werden. Das erklärt die Überreaktion in bestimmten Situationen. Wir reagieren nicht nur auf die gegenwärtigen Belastungen, sondern gleichzeitig auch auf die unterdrückten Emotionen aus der Kindheit. Auch die Sorge über die gegenwärtige Situation kann ganz oder teilweise ins Unterbewußtsein verdrängt werden. Wenn sie sich dann zu einer zwanghaften Sorge oder einer Phobie steigert und schließlich internalisiert wird, sind Depressionen die Folge.

Zehn Verhaltensmuster und Einstellungen aus der Bibel, durch die Sorgen verringert werden

Das vierte Kapitel des Philipperbriefes beschreibt zehn Möglichkeiten, Sorgen zu überwinden:

1. Entschließen Sie sich, Gott zu gehorchen. Gott möchte nicht, daß wir uns sorgen (Philipper 4,5).
2. Beten Sie (Philipper 4,6). Viele Menschen, von denen uns die Bibel berichtet, durften erleben, daß Gott Gebete beantwortet (z. B. Daniel 10,12).
3. Machen Sie sich klar, daß Gott unseren Sinn bewahren kann, wenn wir ihm gehorsam sind (Philipper 4,7).
4. Beschäftigen Sie sich mit positiven Gedanken (Philipper 4,8). Oft ermutigen wir Menschen, die sich dabei ertappen, sich Sorgen zu machen: „Halt, entspanne dich; Sorge ist ein Signal, daß du Entspannung brauchst, also entspanne dich." Wir schlagen ihnen dann vor, sich ausgiebig und wiederholt mit einem Vers wie Philipper 4,8 zu beschäftigen. Normalerweise fassen wir Sorge als Signal auf, uns noch mehr Sorgen zu machen, doch durch eine willentliche Änderung unseres Blickwinkels können wir unser Gehirn dazu bringen, Sorge als ein Signal

zum Entspannen aufzufassen. Die folgenden Bibelstellen eignen sich hervorragend als positives Pendant zu den Sorgen: Psalm 34,4; 86,15; Sprüche 1,33; 3,25–26; Jesaja 40,28–31; Matthäus 6,33–34; 11,28–30; Johannes 10,27–28; 14,27; 2. Korinther 11,3; Hebräer 4,15; 1. Johannes 3,20; 4,10.

5. Konzentrieren Sie sich auf ein gottgefälliges Verhalten (Philipper 4,9). Wir fordern besorgte Menschen oft auf, die Sünde zu meiden (Sprüche 4,15) und sich einem Hauskreis anzuschließen (Hebräer 10,24–25).

6. Lenken Sie Ihre Aufmerksamkeit von sich selbst auf andere (Philipper 4,10; siehe auch Philipper 2,3–4). Wenn ein Mensch sich von seinen eigenen Problemen löst, um anderen zu helfen, dann verringert sich oft seine Sorge.

7. Bemühen sie sich, zufrieden zu sein (Philipper 4,11; siehe auch 1. Timotheus 6,6).

8. Erkennen Sie, daß es für alles, was zu tun ist, eine zweifache Verantwortung gibt (Ihre und Christi). „Ich vermag alles durch den, der mich mächtig macht ...“ (Philipper 4,13). Ein Mensch kann Sorgen durch Christus überwinden.

9. Schalten Sie die Furcht vor Armut ab (Philipper 4,19). Gott hat verheißen, für alles zu sorgen, was Sie brauchen (wenn auch nicht für alles, was Sie wollen).

10. Erkennen Sie, daß die Gnade Gottes mit Ihnen ist (Philipper 4,23; siehe auch 2. Korinther 9,8).

Zu den Wegen, die Sorge zu überwinden, die uns der Philipperbrief lehrt, kommen die folgenden, die uns die praktische Vernunft nahelegt:

1. Hören Sie sich christliche Musik an (1. Samuel 16,23).

2. Treiben Sie ausreichend Sport – ungefähr dreimal in der Woche.

3. Schlafen Sie genug (Psalm 127,2); die meisten Menschen brauchen acht Stunden Schlaf pro Nacht.

4. Tun Sie, was in Ihrer Macht steht, um mit dem Problem

oder der Befürchtung, die Ihre Sorgen verursacht, fertig zu werden. Prüfen Sie verschiedene Alternativen oder mögliche Lösungen, und probieren Sie eine aus.

5. Sprechen Sie mindestens einmal in der Woche mit einem engen Freund über Ihre Frustrationen.
6. Beschäftigen Sie sich ausreichend mit einem Hobby – am besten auch zwei- bis dreimal in der Woche.
7. Leben Sie immer nur einen Tag auf einmal (Matthäus 6,34). Wahrscheinlich werden achtundneunzig Prozent der Dinge, um die wir uns Sorgen machen, nie geschehen. Immer nur in der Gegenwart zu leben ist eine Kunst, die man lernen und kultivieren kann.
8. Stellen Sie sich das Schlimmste vor, das passieren könnte. Dann überlegen Sie sich, warum das am Ende doch gar nicht so schlimm wäre.
9. Schieben Sie nichts vor sich hier. Verschieben verursacht nur noch mehr Sorgen.
10. Setzen Sie Ihren Sorgen eine zeitliche Grenze.

Viele Menschen sind ihr ganzes Leben lang programmiert worden, sich über irgend etwas Sorgen zu machen. Eine gute Möglichkeit, solch eine schlechte Programmierung nicht weiter zu verstärken, besteht darin, die Zeit zu begrenzen, die man jeden Tag damit verbringt, sich Sorgen zu machen. Viele verbringen jede Minute jedes Tages damit, sich Sorgen zu machen. Ihr Leben ist ein ständiges Elend, und sie leiden unaufhörlich unter seelischen Schmerzen. Wir haben eine sehr einfache (aber offenkundig wirksame) Technik entdeckt, die vielen solcher Menschen geholfen hat. Wir schlagen ihnen vor, jeden Tag eine bestimmte Zeitspanne, etwa fünfzehn Minuten am Abend, dafür zu reservieren, ihr jeweiliges Problem zu bedenken und abzuwägen. Daraufhin können sie immer dann, wenn ihnen das Problem während des Tages in den Sinn kommt, zu sich selbst sagen: „Ich kann mich jetzt nicht mit diesem Thema beschäftigen. Ich werde später in der festgelegten Zeit darüber nachdenken, aber ich weigere mich, es jetzt zu tun.“ Auf diese Weise setzen sie einen großen Teil der geistigen Energie frei, die sie sonst mit Sorgen verschwenden würden und die überdies ihre schlechte Programmierung und ihre depressive Stimmung verstärken würde. Diese Menschen haben viele Stunden damit verschwendet, sich Sorgen zu machen, von denen die meisten niemals geschehen werden. In Matthäus 6 werden wir ermahnt, uns um zukünftige Ereignisse *nicht zu sorgen* und immer nur im Heute zu leben. Christus sagt, daß jeder Tag genügend eigene Probleme mit sich bringt, ohne daß man sich noch welche aus der Zukunft leihen müßte. Auch Sorgen kann man wählen, darum laßt uns lieber das beherzigen, was Paulus uns befiehlt: „Sorget nicht!“

5.
Der Weg zu lebenslangem Glück

Ein engagiertes Elternpaar hatte ein Kind, das es sehr liebte. Die Eltern zeigten diesem Kind viel Liebe und Wärme, sie brachten ihm alles bei, was ihrer Meinung nach hilfreich war, um es auf die Zukunft vorzubereiten. Wenn nötig, tadelten und straften sie ihr geliebtes Kind auch. Als die Zeit kam, daß das Kind das Nest verlassen und ein unabhängiges Leben beginnen sollte, hatten die Eltern gemischte Gefühle: Liebe, Hoffnung, Zuversicht – und Spannung.

Mit diesen Gefühlen schreiben wir auch dieses letzte Kapitel an Sie, den Leser. Wir empfinden Liebe für Sie, obwohl wir Sie nicht persönlich kennen. Wir hoffen, daß Sie für Ihr Leben das Glück wählen werden. Wir sind zuversichtlich, daß Sie es erlangen werden, wenn Sie nach den Geboten Gottes leben und nicht nach den selbstsüchtigen Grundsätzen dieser Welt. Wir werden für Sie und für den Dienst, den dieses Buch weiterhin tun soll, beten. Und doch empfinden wir auch genügend Spannung, um Ihnen dieses letzte Kapitel zu schreiben, ganz ähnlich, wie die Eltern des geliebten Kindes ihm noch ein paar letzte Ermahnungen mit auf den Weg geben, wenn es allein in die Welt hinaustritt. Dieses Kapitel enthält eine Liste letzter Ratschläge, die Sie auf dem Weg zu Ihrem Glück anwenden können.

1. *Ändern Sie die Art und Weise, wie Sie mit sich selbst reden.*

Wir alle reden in Gedanken mit uns selbst, während wir

durch den Tag gehen. Das tun wir entweder in einem positiven oder in einem negativen, kritischen Ton. Wenn wir uns ständig selbst kritisieren, werden wir unweigerlich Groll gegen uns selbst entwickeln und depressiv werden. Hören Sie auf, sich selbst zu verdammen. Schauen Sie auf die positiven Dinge in Ihrem Leben, und achten Sie auf das, was Sie erreicht haben, anstatt sich auf das Versagen der Vergangenheit zu fixieren. Würden Sie je einen anderen Menschen ununterbrochen kritisieren, wie Sie es unbewußt mit sich selbst tun? Vielleicht meinen Sie, so streng gegen sich selbst sein zu müssen, aber das ist falsch – also lassen Sie sich in Ruhe!

2. *Verstehen Sie Ihre Gefühle, aber konzentrieren Sie sich auf das Verhalten.*

Man tut nicht, was man tut, weil man fühlt, wie man fühlt – sondern man fühlt, was man fühlt, weil man tut, was man tut. Denken Sie einen Augenblick darüber nach. Mit anderen Worten, ihre Handlungen (gottgefällige oder gottlose Handlungen) bestimmen, wie Sie fühlen. Wenn Sie sich zum Beispiel entschließen, Ihren Ehepartner zu lieben und sich ihm gegenüber liebevoll und ehrerbietig zu verhalten, dann wird das Gefühl der Liebe nachkommen, ob es vorher schon da war oder nicht.

Die Therapeuten neigen oft dazu, bei der Frage, ob sie bei den Gefühlen oder beim Verhalten des Patienten ansetzen sollen, in das eine oder andere Extrem zu verfallen. Manche Therapeuten (wie etwa die Psychoanalytiker) legen den Schwerpunkt auf die Gefühle, andere (wie etwa die Therapeuten aus den Schulen der Verhaltenstherapie oder der Realitätstherapie) auf das Verhalten. Wir meinen, daß man an *beiden* Punkten ansetzen sollte. Zunächst sind die Gefühle wichtig und müssen verarbeitet werden. Der Schreiber des Hebräerbriefes bemerkt, daß Christus mit unseren Gefühlen der Schwachheit mitleiden konnte. Christus versteht unsere Gefühle, und es geht ihm nahe, wenn wir verletzt sind. Es ist wichtig, Einsicht in unsere Gefühle zu haben und sie aufzuarbeiten. Es ist wichtig zu verstehen, wie Ereignisse aus unseren ersten Lebensjahren unsere heutigen Gefühle beeinflussen können. Und es ist wichtig, daß wir die Freiheit haben, mit den Menschen, die wir lieben, über unsere Gefühle und Probleme zu sprechen. Gefühle sind also sehr wohl von Bedeutung.

Wir sollten jedoch unser Leben nicht von unseren Gefühlen beherrschen lassen. An vielen, vielen Stellen legt die Bibel den Akzent auf das, was wir tun. Zum Beispiel heißt es in Philipper 4,13: „Ich vermag alles durch den, der mich mächtig macht.“ In Philipper 2,13 schreibt der Apostel Paulus: „Denn Gott ist's, der in euch wirkt beides, das Wollen und das Vollbringen, nach seinem Wohlgefallen.“ In Matthäus 7,24–27 sagt Christus: „Darum, wer diese meine Rede hört und tut sie, der gleicht einem klugen Mann, der sein Haus auf Fels baute. Als nun ein Platzregen fiel und die Wasser kamen und die Winde wehten und stießen an das Haus, fiel es doch nicht ein; denn es war auf Fels gegründet. Und wer diese meine Rede hört und tut sie nicht, der gleicht einem törichten Mann, der sein Haus auf Sand baute. Als nun ein Platzregen fiel und die Wasser kamen und die Winde wehten und stießen an sein Haus, da fiel es ein, und sein Fall war groß.“

Dies ist ein Vergleich zwischen einem gefestigten und einem ungefestigten Menschen. Wir bemerken, daß sie beide Anfechtungen und Wirren ausgesetzt sind. Auf beide Häuser fiel der Regen, gingen die Wasser nieder und peitschten die Winde; doch der eine war *aufgrund dessen, was er tat,* in der Lage durchzuhalten, der andere aber nicht.

Hinzu kommt, daß wir nur sehr wenig direkte Kontrolle über unsere Gefühle haben, während wir unser Verhalten bewußt kontrollieren können. Mit anderen Worten, wir können unsere Gefühle nur bis zu einem gewissen Grad willentlich verändern, unser Verhalten dagegen steht unter der vollständigen Kontrolle unseres Willens. In 1. Mose 4,6–7 schreibt Mose: „Da sprach der Herr zu Kain: Warum ergrimmst du? Und warum senkst du deinen Blick? Ist's nicht also? Wenn du fromm bist, so kannst du frei den Blick erheben. Bist du aber nicht fromm, so lauert die Sünde vor der Tür, und nach dir hat sie Verlangen; du aber herrsche über sie." In diesem Abschnitt spricht der Herr über Gefühle; er spricht sogar über Zorn und über einen gesenkten Blick (der ein Zeichen für Depressivität ist). Und dann sagt er, daß Gefühle verändert werden können, indem man das Verhalten ändert. Im Grunde sagt er: „Wenn du dich gut verhältst, wird sich dann nicht dein Blick heben?" Das ist ein Kreislauf – das eine folgt aus dem anderen. Unsere Gefühle beeinflussen das, was wir tun, aber es ist ebenso wahr, daß das, was wir tun, unsere Gefühle verändern kann. Da wir nur sehr wenig Kontrolle über unsere Gefühle haben, sollten wir uns auf unser Verhalten konzentrieren. Viele Hausfrauen haben uns schon gesagt: „Ich werde anfangen, morgens aufzustehen und etwas zu tun, das heißt, falls mir danach ist oder diese Depression sich löst." An dieser Stelle denken wir dann bei uns: „Oh, nein; was ist, wenn ihr nun nie danach ist!" In diesem Fall hätte sie sich schlicht selbst zu einem Leben im Elend verurteilt.

Lassen sie uns diesen wichtigen Punkt noch einmal zusammenfassen: Wir müssen unsere Gefühle verstehen; wir müssen einen Freund finden, mit dem wir über unsere Gefühle sprechen und sie aufarbeiten können. Dennoch dürfen wir unser Leben nicht von ihnen bestimmen lassen, denn Gefühle sind schwankend und veränderlich wie die Gezeiten. Ein weitaus stabilerer Boden, auf den wir unser Leben stellen können, ist das *Verhalten.* Wir sollten entschlossen sein, unser Verhalten auf klare Logik und feste biblische Überzeugungen zu gründen.

3. *Fassen Sie klare, praktische Entschlüsse.*

Wenn man eine Depression überwinden will, muß man darüber hinausgehen zu sagen: „Ich muß mein Verhalten ändern." Man muß sich einen spezifischen Plan machen, wie man dieses Verhalten ändern will. Es sind die kleinen Dinge in unserem alltäglichen Leben, die bestimmen, wie wir uns fühlen. Es sind die kleinen Dinge – wie etwa die Zeit, zu der wir morgens aufstehen, unsere erste Reaktion auf den Ehepartner am Morgen, ob wir frühstücken oder nicht, ob wir uns Zeit für die Stille mit dem Herrn nehmen, ob wir einen ermutigenden Vers haben, an den wir während des Tages denken können, ob wir uns zuviel Arbeit aufgebürdet haben, ob wir genug soziale Kontakte haben, ob wir uns richtig ernähren oder nicht, ob wir regelmäßig Sport treiben – all diese Dinge tragen dazu bei, ob wir uns gut oder schlecht fühlen. Es erscheint uns fast zu einfach, und doch gelangen unzählige Menschen zu einer Besserung ihres Zustandes, indem sie sich zwingen, sich einen bestimmten Plan zurechtzulegen, der vielleicht zehn Dinge enthält, die sie in der nächsten Woche täglich tun wollen. Nachdem sie vielleicht zwei Monate nach dem Plan gelebt haben, ist fast immer eine Besserung zu beobachten.

Nehmen wir den Fall eines Patienten, der an Selbstmord dachte. Als man ihn im Krankenhaus fragte, was los sei und was ihn bedrücke, begann er zu erzählen: Als er an jenem Morgen aufgewacht sei, habe er sich deprimiert gefühlt; und weil er deprimiert war, habe er beschlossen, nicht zur Arbeit zu gehen. Dann war er deprimiert darüber, daß er nicht zur Arbeit gegangen war. Er schaltete den Fernseher ein und sah sich einige „Schnulzen" an. Bald begann er, sich mit den Helden dieser Filme zu identifizieren, und nun wurde er wirklich depressiv. Auf die Frage, ob er vielleicht irgend etwas tue, was er für falsch halte, etwas, das seine Depressionen verschlimmern könnte, antwortete er, es gebe ein ganz bestimmtes Verhalten, das sehr starke Schuldgefühle bei ihm auslöse und seine Depressionen verstärke. Als man diesem Mann half, sein Verhalten zu ändern, wurde er glücklicher. Die kleinen Dinge, die wir in unserem alltäglichen Leben tun, bestimmen, wie wir uns fühlen.

Oder nehmen wir den Fall einer Hausfrau, die sehr depressiv war. Auf die Bitte hin, ihren normalen Tagesablauf zu beschreiben, sagte sie, sie schlafe morgens lang, weil sie sich so depressiv fühle, daß sie nicht aufstehen wolle. Natürlich fühle sie sich dann deprimiert darüber, daß sie so lange im Bett blieb.

Außerdem hatte sie ihrem Mann nicht das Frühstück zubereitet. Das war etwas, das sie ihrer Meinung nach tun sollte, und nun fühle sie sich ganz elend, daß sie es nicht getan hatte. Indem sie sehr genaue Pläne für eine Veränderung ihrer täglichen Aktivitäten machte, konnte sie ihre Depression überwinden. Die Liste der Vorsätze, die sie faßte, enthielt folgende Punkte: 1) Mindestens drei von sieben Tagen früh aufstehen, egal, wie ich mich fühle; 2) jede Woche einen Bibelvers über Depressivität auswendig lernen; 3) mehr soziale Kontakte pflegen; 4) bestimmte Dinge im Haus erledigen, die getan werden müssen und die mir nach Erledigung ein gutes Gefühl verschaffen. Indem sie ihre Aktivitäten veränderte und ihren Gefühlen Luft machte, konnte sie ihre Depression überwinden.

Wenn Menschen über eine bestimmte Situation deprimiert sind, schlagen wir ihnen vor, sich hinzusetzen und die verschiedenen Möglichkeiten und die Maßnahmen, die sie zur Überwindung ihrer Depression haben, aufzulisten. Dann sollen sie ihren Plan in die Tat umsetzen und sich jeweils für mindestens eine Woche auf die Einhaltung dieses Plans festlegen. Wenn sich nach ein paar Wochen herausstellt, daß der Plan nicht funktioniert, schlagen wir vor, einen neuen Plan zu entwerfen und einige neue Möglichkeiten auszuprobieren. Aber sie müssen sich in Bewegung setzen! Viele Menschen, die in einer Depression stecken, meinen, es gebe nichts mehr, das sie noch versuchen könnten. Wenn sie sich dann jedoch hinsetzen und eine Liste aller Möglichkeiten – der naheliegenden, der denkbaren und sogar der lächerlichen – aufstellen, dann sind sie oft überrascht, wieviel dabei herauskommt.

Wenn man also depressiv ist, sollte man einen bestimmten Plan zur Überwindung der Depression entwickeln. Man sollte sich auf die Einhaltung dieses Planes verpflichten und für einen Zeitraum von mehreren Wochen Tag für Tag danach vorgehen. Normalerweise wird man dann bereits eine Besserung verspüren.

4. *Entwickeln Sie neue Interessen und Aktivitäten.*

Ein depressiver Mensch verfällt oft in eine eingefahrene Routine. Es wird ihm gut tun, neue Interessen und Aktivitäten zu entwickeln. Vielleicht sollte er mit seiner Frau ins Kino gehen. Vielleicht reicht es auch, wenn er einfach einmal auf einem anderen Weg nach Hause fährt. Es kann ihm gut tun, irgendeine Sportart zu betreiben. Für depressive Menschen ist es von Vorteil, wenn sie neue Interessen und Aktivitäten entwikkeln. Auch hier werden die Ergebnisse nicht sofort zu sehen sein, doch nach einem Zeitraum von mehreren Wochen fühlen sich die Betreffenden normalerweise besser.

5. *Machen Sie Gebrauch von der Kraftquelle des Gebets.*

Der Nutzen des Gebetes in Fällen von Depressionen ist oben bereits kurz erwähnt worden. An dieser Stelle ist eine etwas ausführlichere Bemerkung dazu sicherlich hilfreich, denn das Gebet ist eine ungeheure Kraftquelle, die depressiven Menschen zur Verfügung steht. Durch das Gebet können wir übernatürliche Kraft in uns aufnehmen, ja übernatürliche Mächte anrufen, damit sie uns in unserer Depression zur Seite stehen. Gebet ist mehr als nur positives Denken, mehr als die Macht der Suggestion und mehr als magisches Denken, wie manche Psychiater es nennen würden. Es ist ein Anrufen Gottes, der für seine Kinder immer erreichbar ist. In 1. Johannes 5,14–15 lesen wir: „Und das ist die Zuversicht, die wir haben zu Gott: Wenn wir um etwas bitten nach seinem Willen, so hört er uns. Und wenn wir wissen, daß er uns hört, worum wir auch bitten, so wissen wir, daß wir erhalten, was wir von ihm erbeten haben.“ Gott will nicht, daß wir depressiv sind; er möchte, daß wir ihn anrufen, so daß er uns helfen kann, unsere Depression zu überwinden. Jakobus sagt, daß wir nichts haben, weil wir nicht bitten (4,2). Er berichtet auch, Elia sei „ein schwacher Mensch wie wir“ gewesen, doch „er betete ein Gebet, daß es nicht regnen sollte, und es regnete nicht auf Erden drei Jahre und sechs Monate“. Elia war ein schwacher Mensch wie wir, und doch erhörte Gott sein Gebet. Gott wird auch unsere Gebete heute erhören und uns bei der Bewältigung unserer Probleme helfen. In Johannes 15,7 verspricht Christus: „Wenn ihr in mir bleibt und meine Worte in euch bleiben, so werdet ihr bitten, was ihr wollt, und es wird euch widerfahren." Die Menschen, die am meisten für Gott erreichen, sind diejenigen, die jeden Tag viel Zeit im Gebet verbringen (vergleichen Sie zum Beispiel Martin Luther oder auch John Wesley). In Epheser 6 beschreibt der Apostel Paulus den geistlichen Kampf, in den wir verwickelt sind. Nichts gefällt Satan besser, als wenn Christen depressiv werden und ihren Glauben nicht mehr leben können. Durch eine Depression kann Satan einen Christen ebenso unschädlich machen wie durch Ehebruch oder irgendeine andere grobe Sünde. Darum laßt uns die Ermahnung des Apostels Paulus ernst nehmen, der seine Mitchristen auffordert: „Bleibt im Gebet!"

6. *Machen Sie Gebrauch von der Kraftquelle des Wortes Gottes.*

Auch die Kraft, die uns im Wort Gottes zur Verfügung steht, ist bereits kurz erwähnt worden, soll jedoch hier noch einmal näher erörtert werden. Vom Wort Gottes geht eine gewaltige Kraft aus – eine Kraft, die zu vielen Dingen genutzt werden kann, auch zur Überwindung von Depressionen. Im Alten und Neuen Testament wird über vierzigmal erwähnt, daß die Welt durch das Wort Gottes erschaffen wurde. In Hebräer 11,3 heißt es, daß wir durch den Glauben erkennen, daß die Welt durch Gottes Wort entstanden ist. Gott sprach einfach sein Wort und schuf das Universum. Darüber kann man nur staunen, wenn man bedenkt, wie groß das Universum ist. Könnte man mit Lichtgeschwindigkeit reisen und wollte man nur unsere Milchstraße durchqueren, die nur eine von Milliarden und Abermilliarden von Galaxien ist, so wäre man am Ende der Reise über hunderttausend Jahre alt.[1] Das geht fast über unser menschliches Fassungsvermögen! Wenn Gottes gesprochenes Wort das alles bewirken kann, dann kann sicherlich sein geschriebenes Wort dabei helfen, Depressionen im Leben eines Menschen zu überwinden.

Über das Wort Gottes lesen wir in 2. Petrus 1,4: „Durch sie sind uns die teuren und allergrößten Verheißungen geschenkt, damit ihr dadurch Anteil bekommt an der göttlichen Natur, die ihr entronnen seid der verderblichen Begierde in der Welt." Durch Gottes Verheißungen in seinem Wort können wir an seiner göttlichen Natur teilhaben. Kann man noch gefestigter werden, als wenn man an Gottes Natur teilhat? Das müßte unserem Leben eine unerschütterliche Stabilität verleihen. Petrus sagt uns hier, daß wir durch das Wort den Begierden entrinnen können, und an einer anderen Stelle (1. Petrus 2,11) schreibt er, daß die Begierden unsere Seelen (oder unseren Verstand, unsere Gefühle und unseren Willen) zerstören könnten. Mit anderen Worten, Begierden können uns schwach und anfällig für emotionale Probleme wie Depressionen machen. Aber durch das Wort Gottes sind wir in der Lage, sie zu überwinden, können wir gefestigt und stark werden. Der Schlüssel zur Veränderung unseres Lebens und zur Überwindung unserer Probleme liegt darin, das Wort zu lieben, zu studieren und darüber nachzudenken. Anfangs sollte man Bibelstellen auswendig lernen, um Probleme zu überwinden, und im Lauf der Jahre wird die Liebe zum Wort wachsen. Der Prophet Jeremia schrieb: „Dein Wort ward meine Speise, sooft ich's empfing, und dein Wort ist meines Herzens Freude und Trost" (Jeremia 15,16).

Die Bibel ist mehr als ein Buch, das man studieren kann; sie ist ein Buch, das angewendet werden muß. Wir sollten jeden Tag einige Zeit damit verbringen, darin zu lesen, bestimmte Stellen auswendig zu lernen und dann zu überlegen: „Wie kann ich das heute auf mein Leben anwenden?" Wenn die Bibel zum Beispiel sagt, daß wir uns um nichts sorgen sollen, müssen wir uns überlegen: „Nun, Herr, was bedeutet das? Wie kann ich heute leben, ohne mir um irgend etwas Sorgen zu machen? Welche praktischen Schritte kann ich dazu tun? Ich bitte dich um deine göttliche Hilfe und Führung."

Christus sagte: „Und ihr werdet die Wahrheit erkennen, und die Wahrheit wird euch frei machen." Sein Wort kann uns von allem befreien – sogar von Depressionen.

7. *Bauen Sie eine Freundschaft auf.*

Die meisten schwer depressiven Menschen haben den Eindruck, sie hätten nicht einen einzigen Freund, mit dem sie reden könnten. Sie haben oft niemanden, bei dem sie einfach sie selbst sein können. Sie fürchten sich sehr vor Ablehnung. Doch es kann eine große Hilfe bei der Überwindung von Depressionen sein, auf eine Freundschaft zurückgreifen zu können. In Prediger 4,9–10 sagt Salomo: „Zwei sind besser als einer allein, falls sie nur reichen Ertrag aus ihrem Besitz ziehen. Denn wenn sie hinfallen, richtet einer den anderen auf. Doch wehe dem, der allein ist, wenn er hinfällt, ohne daß einer bei ihm ist, der ihn aufrichtet." Jeder von uns braucht in seinen Lebenskämpfen einen Freund. In diesem Abschnitt wird die Formulierung „wenn sie hinfallen" gebraucht. Wenn jedoch ein Mensch allein im Leben steht, ist die Frage nicht, *ob* er fällt, sondern lediglich *wann.* In Psalm 142,5 ruft David aus: „Schau zur Rechten und sieh: Da will niemand mich kennen. Ich kann nicht entfliehen, niemand nimmt sich meiner an." Wir brauchen Freunde, zu denen wir gehen können – Freunde, die über unsere Seelen wachen, denen wir unser Herz ausschütten können und bei denen wir wissen, daß wir angenommen sind.

Alleinsein kann Depressionen auslösen, oder es kann zumindest eine bereits vorhandene Depression verstärken. Im Zweiten Weltkrieg versuchte die deutsche Wehrmacht durch Experimente herauszufinden, was die wirksamste Bestrafung sei. Man entdeckte, daß die schlimmste Strafe die Einzelhaft ist. Nach ein paar Tagen Einzelhaft würden die meisten Gefangenen alles sagen, was sie wissen. Menschen, die kein Wasser haben, bekommen Halluzinationen über Wasser; und Menschen, die in Einzelhaft sitzen, bekommen Halluzinationen über andere Menschen. Wir brauchen ein menschliches Gegenüber, und wir brauchen Freunde. Das kann für die Überwindung von Depressionen von entscheidender Bedeutung sein.

Ein Freund ist jemand, der warm, anteilnehmend, fürsorglich und offen ist, wenn es darum geht, über seine eigenen Probleme zu erzählen, und davon, wie er sie überwinden konnte. Er ist feinfühlig, liebevoll und freundlich. Ein Freund ist jemand, der bereit ist, etwas von sich für einen anderen hinzugeben. In 1. Thessalonicher 2,8 sagt Paulus: „So hatten wir Herzenslust an euch und waren bereit, euch nicht allein am Evangelium Gottes teil zu geben, sondern auch an unserm Leben; denn wir hatten euch lieb gewonnen." Ein Freund ist jemand, dem es wirklich nahegeht, wenn wir verletzt sind. Achten Sie noch einmal auf die Worte des Apostels Paulus: „Meine lieben Kinder, die ich abermals unter Wehen gebäre, bis Christus in euch Gestalt gewinne" (Galater 4,19). Paulus nahm wirklich Anteil, wenn andere verletzt waren. Es muß für sie eine echte Ermutigung gewesen sein, daß jemand sie so sehr liebte und so viel für sie betete.

Für viele von uns war es eine große Erleichterung und Hilfe in unseren Schwierigkeiten, wenn ein Freund sich hinsetzte, um uns zuzuhören und uns mit Rat und Tat zur Seite zu stehen. Es ist schwierig für einen depressiven Menschen, Freundschaften aufzubauen, weil er sich nicht vorstellen kann, daß irgend jemandem etwas an ihm liegen könnte. Er fürchtet sich vor Ablehnung und hat Angst, zurückgestoßen zu werden, wenn er wirklich jemandem nahekommt. Wenn er es jedoch schafft, dieses Denken zu überwinden, und beginnt, Freundschaften aufzubauen, stellt er fest, daß diese Befürchtungen unbegründet sind und daß diese Freundschaften ihm sehr viel bedeuten können.

Aus ihrer Angst heraus, anderen nahezukommen, entwickeln depressive Menschen oft Abwehrmechanismen, durch die sie andere auf Abstand halten. Es gibt im allgemeinen vier

Grundtypen solcher Abwehrmechanismen: Leugnung, Verlagerung, Introjektion und Projektion.[2]

Zum einen gebrauchen sie die Taktik des Leugnens. Sie leugnen ihr Bedürfnis nach anderen Menschen, also ihr eigenes Anlehnungsbedürfnis. Vielleicht verdecken sie diese Bedürfnisse, indem sie anderen helfen und eine große Zahl oberflächlicher Bekanntschaften haben, aber keine wirklich engen Freunde. Sie benutzen die Technik des Leugnens, um es zu vermeiden, anderen wirklich nahezukommen.

Zweitens: Indem der depressive Mensch seine Anlehnungsbedürfnisse leugnet, leugnet er auch die Tatsache, daß er besorgt und zornig ist, weil diese Bedürfnisse nicht befriedigt werden. Er verlagert seine Besorgnis gewissermaßen in seinen Körper, was physiologische Probleme wie etwa ein Magengeschwür zur Folge haben kann.

Drittens setzt ein depressiver Mensch den Abwehrmechanismus der Introjektion ein, indem er die Schuld für Dinge auf sich nimmt, die er gar nicht getan hat. Er lädt sich die Verantwortung für Ereignisse auf, die realistisch gesehen völlig außerhalb seiner Kontrolle liegen. Ein Patient sagte einmal, er fühle sich schuldig, wenn er bemerke, daß sein Chef eine Affäre mit einer jungen Dame habe. Dieser Abwehrmechanismus soll seinen Ursprung in dem Bedürfnis des Menschen, sich wichtig vorzukommen, haben. Der Depressive kann nicht wirklich der Niemand sein, als der er sich fühlt, wenn er doch so schuldig, so verantwortlich ist. Ein depressiver Mensch benutzt die Introjektion in Verbindung mit der Projektion, um andere Menschen auf Abstand zu halten.

Projektion ist in vieler Hinsicht das Gegenteil von Introjektion. Wer projiziert, schreibt anderen seine eigenen Fehler und seine Gefühle zu. Wenn ein depressiver Mensch anderen nicht nahekommen möchte (aus Angst, abgelehnt zu werden), kann er seine Gefühle auf sie projizieren und die Empfindung haben, daß sie ihm nicht nahekommen wollen. Er kann sie als abweisend empfinden.

Depressive Menschen setzen diese vier Abwehrmechanismen ein, um die Kommunikation mit anderen zu erschweren und andere auf Abstand zu halten.

8. *Wachsen Sie in der Gemeinschaft.*

Nicht nur der Aufbau von Freundschaften zu einzelnen kann dem depressiven Menschen enorm gut tun, sondern auch die Beziehung zum Leib Christi als Ganzes. Die meisten der neutestamentlichen Briefe waren nicht an einzelne gerichtet, sondern an ganze Gemeinden von Gläubigen. Ein großer Teil der Formulierungen, die in der Bibel verwendet werden, bezieht sich auf den ganzen Leib und nicht nur auf bestimmte Einzelpersonen. In Epheser 4,14 –17 schreibt Paulus: „. . . damit wir nicht mehr unmündig seien und uns von jedem Wind einer Lehre bewegen und umhertreiben lassen durch trügerisches Spiel der Menschen, mit dem sie uns arglistig verführen. Laßt uns aber wahrhaftig sein in der Liebe und wachsen in allen Stücken zu dem hin, der das Haupt ist, Christus, von dem aus der ganze Leib zusammengefügt ist und ein Glied am andern hängt durch alle Gelenke, wodurch jedes Glied das andere unterstützt nach dem Maß seiner Kraft und macht, daß der Leib wächst und sich selbst aufbaut in der Liebe. So sage ich nun und bezeuge in dem Herrn, daß ihr nicht mehr leben dürft, wie die Heiden leben in der Nichtigkeit ihres Sinnes."

Innerhalb des Leibes Christi ist wirklicher Schutz zu finden. Wenn wir zu einer Gruppe von Gläubigen gehören, die den Herrn lieben und Freude am Leben haben, färbt ihre Fröhlichkeit auf uns ab. Wir werden merken, daß wir nicht mehr so ichbezogen und auf unsere eigenen Probleme fixiert sind. Wir werden feststellen, daß unser depressiver Zustand sich bessert. Natürlich ist die Einbeziehung in die gemeinsamen Aktivitäten einer Gruppe von Gläubigen das Gegenteil von dem, was ein depressiver Mensch anfangs anstrebt, denn er will sich ja zurückziehen und allein sein. Doch Zurückziehen und Alleinsein ist das Schlimmste, was er tun kann, denn es verstärkt seine Depression.

9. *Erkennen Sie, daß niemand vollkommen ist.*

Ein depressiver Mensch muß erkennen, daß niemand vollkommen ist und daß jeder von Zeit zu Zeit Fehler macht und sündigt. Depressive Menschen gehen ungebührlich streng mit sich selbst um, sind nicht bereit, sich selbst zu vergeben, und stellen unrealistische Ansprüche an sich. Sie gestehen sich nicht zu, Fehler zu machen. Sie sind allzu strenge Zuchtmeister und müssen lernen, ihre unrealistischen Erwartungen an sich selbst herunterzuschrauben. In 1. Johannes 1,9 heißt es: „Wenn wir sagen, wir haben keine Sünde, so betrügen wir uns selbst, und die Wahrheit ist nicht in uns." Auch hier müssen wir wiederum erkennen, daß niemand vollkommen ist, daß wir alle sündigen und Fehler machen. Wir müssen begreifen, daß wir Nutzen aus unseren Fehlern ziehen und aus ihnen lernen können.

10. *Seien Sie freimütig.*

Depressive Menschen sind oft sehr verschlossen. Es ist offensichtlich falsch, aggressiv zu sein, andere Menschen zu überfahren und unnötig zu verletzen. Doch es ist ebenso falsch, passiv zu sein – nicht frei heraus zu sagen, was wir sagen sollten, sondern statt dessen unsere Gefühle zu verinnerlichen und bitter zu werden. Ein depressiver Mensch neigt zur Verschlossenheit. Er läßt sich von anderen überfahren. Er steckt alles einfach ein, schluckt es herunter und wird dadurch bitter und depressiv. Depressive Menschen können lange Zeit passiv bleiben und ihren Zorn immer mehr aufstauen, bis sie schließlich ins andere Extrem fallen und explodieren. Das gesunde Gleichgewicht besteht darin, freimütig zu sein. Freimütig sein bedeutet, unsere Gefühle mit Liebe und Taktgefühl auszudrücken. Freimütig sein heißt, andere vor verantwortungslosem Verhalten zu bewahren, besonders wenn es uns betrifft: Da ein Depressiver im allgemeinen sehr verschlossen ist, kostet es ihn viel „Arbeit“ und Überwindung, freimütiger zu werden.

11. *Gehen Sie auf Ihre Anlehnungsbedürfnisse ein.*

Depressive Menschen sind oft sehr anlehnungsbedürftig.[3] Sie wissen jedoch nicht, wie sie diese Anlehnungsbedürfnisse auf gesunde Weise befriedigen können. Eigentlich sollten sie die Nähe anderer Menschen suchen, doch weil sie sich vor Ablehnung fürchten, halten sie Abstand zu anderen, und ihre Sehnsüchte werden immer größer. Manchmal versuchen sie, mit diesen Bedürfnissen fertig zu werden, indem sie ins andere Extrem fallen und besonders unabhängig werden. Sie werden dann zu wahren Übermenschen, die immer für andere da sind, die nicht nur niemanden brauchen, sondern auch allen helfen können.[4] Dies ist natürlich ein Abwehrmechanismus, durch den sie ihre eigenen Bedürfnisse leugnen und zu kompensieren versuchen. Doch das Grundproblem ihrer unterschwelligen Depression bleibt vorhanden und macht ihr Leben kompliziert. Sie müssen lernen, mit diesen Anlehnungsbedürfnissen umzugehen, indem sie sich ein Herz fassen und das Risiko eingehen, anderen nahezukommen. Dazu müssen sie vielleicht einige Verhaltensmuster in ihrem Leben ändern. Zum Beispiel müssen sie von der lebenslangen Gewohnheit Abschied nehmen, aus der Angst heraus, abgelehnt zu werden, andere abzulehnen. Sie müssen lernen, daß sie anderen nahekommen können, indem sie einfach aufhören, sie abzuweisen. (Manche Menschen haben sich sogar eigens überflüssige Pfunde zugelegt, um andere davon abzuhalten, ihnen nahezukommen.) Andere müssen unter Umständen mit ihrem Alkoholproblem fertig werden; manche Depressive brauchen den Alkohol nur, um andere von sich fernzuhalten. Sie haben ihr Gehirn betäubt, so daß sie von anderen nicht verletzt werden können. Auch diese Menschen müssen lernen, daß sie auf gesunde Weise anderen nahekommen können, ohne daß sie dabei immer verletzt werden. Vielleicht müssen sie ein Kompensationsverhalten ändern, durch das sie sich selbst als Übermenschen darstellen. Dieses Verhalten mag ja vorübergehend helfen, doch bald verschlimmert es die Depression. In all diesen Fällen sollten sich die Betreffenden über ihr Tun klar werden und ihr Leben in ein besseres Gleichgewicht bringen.

12. *Erkennen Sie Ihre Angst vor Ablehnung.*

Depressive Menschen stecken oft in einem Teufelskreis. Sie haben übersteigerte Bedürfnisse in ihrem Inneren. Vielleicht haben sie ein starkes Anlehnungsbedürfnis, das in ihrer Kindheit nicht befriedigt wurde; dieses Bedürfnis ist immer noch vorhanden und verlangt nach Aufmerksamkeit. Doch während sie dieses starke Bedürfnis verspüren, haben sie gleichzeitig gelernt, von anderen Menschen Ablehnung zu erwarten, so, wie ihre Eltern den kindlichen Bedürfnissen nicht entgegenkamen. Das macht die Betreffenden sehr zornig und feindselig. Sie beginnen, die Liebe derer, denen sie nahestehen, auf die Probe zu stellen, um herauszufinden, ob auch diese sie ablehnen werden, wenn sie genügend Ansprüche an sie stellen. Die ganze Zeit über rechnen sie damit, abgelehnt zu werden. Schließlich werden sie auch abgelehnt, weil sie sich in einer Weise aufgeführt haben, die das herausforderte. Infolgedessen bekommen sie noch mehr Angst davor, anderen nahezukommen. Also kommen sie ihnen auch nicht nahe. Das wiederum führt dazu, daß auch ihre Anlehnungsbedürfnisse sich noch verstärken und ihr Zorn zunimmt, und weiter dreht sich der Kreis. Es gibt Menschen, die so viel Angst vor Ablehnung haben, daß sie jemanden ablehnen, dem sie nahestehen, weil sie unbewußt fürchten, andernfalls von ihm abgelehnt zu werden.

13. *Bewältigen Sie Ihre Furcht vor Ablehnung, indem Sie Ihr Verhalten ändern.*

Menschen, die depressiv sind und in dem oben beschriebenen Teufelskreis gefangen sind, können ihre Lage verändern, indem sie ihr eigenes Verhalten ändern. Sie müssen entdecken, daß sie anderen Menschen nahekommen können. Sie müssen begreifen, daß andere Menschen sie nicht immer enttäuschen werden, und sie müssen lernen, in ihren Ansprüchen an andere realistischer zu werden, anstatt deren Liebe auf die Probe zu stellen. Wenn sie sich ein Herz fassen und das Risiko eingehen, anderen nahezukommen, werden sie auch positive Erfahrungen machen, und Abwehrmechanismen der Projektion sind überflüssig. Kurz, sie müssen den Kreislauf der Ablehnung durchbrechen, indem sie ihre Verhaltensmuster verändern.

14. *Erkennen Sie Ihren Zorn.*

Depressive Menschen sind oft sehr zornig, doch viele von ihnen bemerken es gar nicht. Es ist nicht ungewöhnlich, daß ein Patient behauptet, er sei nicht zornig, obwohl seine Faust geballt und sein Gesicht verdüstert ist. Wenn depressive Menschen ihren Zorn erkennen, eingestehen können und Einsicht in ihn gewinnen, fangen sie an, sich besser zu fühlen. Die Erkenntnis des eigenen Zorns reicht also nicht aus. Man muß auch zupacken und mit dem Zorn fertig werden. Wie das geschehen kann, ist in Kapitel 13 ausführlich besprochen worden.

15. *Seien Sie vorsichtig mit der Selbstbeschau.*

Wenngleich Einsichten in die Tiefen unseres Ichs bei der Überwindung von Depressionen eine große Hilfe sein können, bergen sie auch die große Gefahr, daß sie in Selbstbeschau umschlagen. Diese Gefahr ist für depressive Menschen besonders groß, weil sie sich ohnehin zu stark mit sich selbst beschäftigen. Wir fordern unsere Patienten auf, ihre Zeit der Selbstbeschau auf die Therapiesitzungen zu beschränken oder allenfalls auf Zeiten, in denen sie mit einem engen Freund sprechen. Sie dürfen nicht stundenlang über sich selbst nachdenken und versuchen, sich über alles klar zu werden, denn sie neigen dazu, übermäßig kritisch und streng mit sich selbst ins Gericht zu gehen. Wenn Patienten in sich selbst so gefangen sind, daß sie nicht aufhören können, Selbstbeschau zu halten, dann ermuntern wir sie, sich nur eine bestimmte Zeit am Tag für das Nachdenken über ihr Problem zu reservieren und den Rest des Tages mit anderen Dingen zu verbringen. Ein Grund, warum depressive Menschen nicht in Selbstbeschau verharren sollten, ist der Umstand, daß sie viele Dinge nicht objektiv beurteilen. Sie denken übermäßig pessimistisch und negativ, und ihr Urteil über sich selbst und ihre Situation ist nicht realistisch. Wenn depressive Menschen feststellen, daß sie immer mehr zur Selbstbeschau neigen, müssen sie versuchen, sich mit irgend etwas anderem zu beschäftigen und alles in ihrer Macht Stehende tun, diese Selbstbeschau zu beenden.

16. *Hören Sie auf, Gott zu spielen.*

Wie schon erwähnt, wendet sich ein Mensch, der von Depressionen befallen ist, gegen sich selbst. Er hat seinen Zorn gegen sich selbst gerichtet und glaubt, Bestrafung verdient zu haben. Wenn er sich unglücklich und deprimiert fühlt, bekommt er nur, was er verdient hat. In gewissem Sinne spielt er Gott. Ein solcher Mensch sollte Gott um Vergebung für seine Sünden der Vergangenheit bitten und ihm die Entscheidung über die angemessene Züchtigung überlassen. Vielleicht wird Gott überhaupt keine weitere Züchtigung für nötig halten. Und wenn das Gottes Wille ist, dann muß der depressive Mensch lernen, sich an Gottes Willen zu halten, und aufhören, sich selbst zu bestrafen.

17. *Hören Sie auf, anderen etwas heimzuzahlen.*

Viele depressive Menschen benutzen ihre Depression, um andere zu manipulieren oder ihnen etwas heimzuzahlen. Manche versuchen damit auch, ihren Zorn abzureagieren. Oft setzen Menschen ihre Depressionen auch ein, um Aufmerksamkeit von andern zu erlangen. Sie müssen lernen, wie sie auf gesunde Weise die Aufmerksamkeit erlangen können, die sie sich wünschen, und sie müssen bessere Wege finden, ihre Schuldgefühle zu verarbeiten. Es gibt viele produktive, gute und schöne

Dinge, mit denen sich jemand Aufmerksamkeit verschaffen kann, von der er vielleicht nicht einmal weiß, daß er sie braucht.

18. *Nehmen Sie die Verantwortung für Ihre Depression auf sich.*
Viele depressive Menschen beginnen, ihre Krankheit zu überwinden, wenn sie die Verantwortung dafür auf sich nehmen. Indem sie sich selbst für ihr Leben verantwortlich machen, können sie auf den Weg der Besserung kommen. In Philipper 4,13 sagt der Apostel Paulus: „Ich vermag alles durch den, der mich mächtig macht." Das entspricht einem alten Sprichwort, in dem es heißt: „Bete zu Gott, aber rudere weiter zum Ufer hin." Wenn jemand sagt: „Ich kann einfach nicht über diese Depression hinwegkommen", dann meint er in Wirklichkeit, daß er nicht über die Depression hinwegkommen *will*. Oft gibt es einen unbewußten Grund für das Festhalten an der Krankheit. Vielleicht verschaffen manche sich dadurch Aufmerksamkeit, oder sie manipulieren andere damit, oder sie setzen sie ein, um sich selbst oder andere damit zu bestrafen. Manchmal dient ihnen die Depression auch nur als Vorwand, um nicht hinausgehen und etwas Produktiveres tun zu müssen.

19. *Gehen Sie auf gesunde Weise mit Ihren Belastungen um.*
Viele Menschen verstärken ihre Depressionen, indem sie weiterhin falsch mit den Belastungen ihres Lebens umgehen. Zum Beispiel verinnerlichen sie ihren Zorn, oder sie behalten ihre Verhaltensmuster der Sorge bei und verbrauchen so ihre ganze geistige Energie. Häufig werden die depressiven Verhaltensmuster nur aus Gewohnheit oder Bequemlichkeit beibehalten. Doch sie müssen beginnen, neue, gesunde Möglichkeiten zu finden, auf Belastungen zu reagieren. Wie bereits erwähnt, ist Sport eine hervorragende Möglichkeit, negative Energie abzubauen und sie in eine produktivere Richtung umzuleiten.

Wir sollten darauf achten, täglich irgendeine Form von sozialem Kontakt zu haben. In Philipper 2,4 sagt der Apostel Paulus: „Und ein jeder sehe nicht auf das Seine, sondern auch auf das, was dem andern dient." Es ist heilsam, unseren Geist von uns selbst weg auf andere hinzulenken. Das kann uns sogar helfen, unsre eigenen Probleme objektiver zu beurteilen. Im griechischen Original bedeutet dieser Vers eigentlich, daß ein jeder *nicht nur* auf das Seine sehen sollte, *sondern auch* auf die Angelegenheiten anderer. Wir müssen uns mit unseren eigenen Problemen und Fragen, denen wir gegenüberstehen, befassen; aber wir sollten uns von diesen Problemen nicht übermäßig gefangennehmen lassen. Statt dessen sollten wir uns auch darauf konzentrieren, anderen zu helfen, was uns umgekehrt auch wieder helfen wird, mit unseren eigenen Problemen fertig zu werden.

Eine wichtige Maßnahme, um Depressionen abzuwehren oder zu überwinden, besteht darin, täglich eine Stille Zeit vor dem Herrn zu verbringen. Es hilft uns, uns vor unserem himmlischen Vater zu öffnen. In der Stillen Zeit können wir jemandem nahe sein, der uns mit einer übernatürlichen, tiefen Liebe liebt. Das gibt uns Zutrauen und Hoffnung. Es hilft uns, Dinge objektiver zu sehen, und läßt uns an den unendlichen Möglichkeiten Gottes teilhaben.

20. *Erkennen Sie, daß es Hoffnung gibt.*

Einer der Wege zu guten Erfolgen bei der Behandlung von Depressionen besteht darin, den Menschen vor Augen zu halten, daß es Hoffnung gibt. Kürzlich erzählte uns ein gläubiger Mann, daß er zwanzig Jahre lang depressiv gewesen sei und in dieser Zeit mindestens von einem halben Dutzend Therapeuten behandelt worden sei. Als wir ihm sagten, daß es mit Sicherheit Hoffnung für ihn gebe und daß er seine Depressionen überwinden könne, rief er aus: „Das ist das erste Mal, daß jemand mir je gesagt hat, daß ich wieder gesund werden könne!" Innerhalb eines Monats fühlte er sich besser als jemals in den zwanzig Jahren davor. Es gibt wahrhaftig Hoffnung!

21. *Meiden Sie die Sündenfalle.*

Bei manchen Menschen besteht die Ursache für ihre Depressionen darin, daß sie in Sünde verwickelt sind. Eine Umfrage unter Jugendlichen hat ergeben, daß achtzig Prozent der Jungen und zweiundsiebzig Prozent der Mädchen voreheliche Geschlechtsverkehr für akzeptabel halten, obwohl er zu großem Leid führen kann.[5] Vieles an Depressionen und Leid kann vermieden werden, wenn man sich weigert, sich auf sündhafte Verhaltensweisen einzulassen. Die meisten Frauen haben mit großen inneren Problemen zu kämpfen, wenn sie eine Abtreibung vorgenommen haben. Auch voreheliche und außereheliche Beziehungen verursachen viel Leid.

Zudem führt die Sünde nicht nur zu Depressionen, sondern oft auch zu noch tieferen Verstrickungen in Sünde und Schuld. In dem Bestreben, ihre seelischen Schmerzen zu lindern, nehmen Depressive immer weiter falsche Verhaltensweisen an. Doch das Ergebnis ist, daß sie nur noch depressiver werden. Wir täten gut daran, die Worte des Königs Salomo über den Weg der Sünde zu beherzigen: „Laß ihn liegen und geh nicht darauf; weiche von ihm und geh vorüber" (Sprüche 4,15).

22. *Meiden Sie die Schuldfalle.*

Depressive Menschen haben starke Schuldgefühle. Es ist heilsam, wenn sie lernen, mit diesen Schuldgefühlen umzugehen. Handelt es sich um echte Schuld, dann brauchen sie sie nur vor Gott zu bekennen (1. Johannes 1,9) oder allenfalls vor einem anderen Menschen in Ordnung zu bringen (Apostelgeschichte 24,16). Gott möchte, daß wir unsere Sünden bekennen und sie dann vergessen und fröhlich weiterleben. Handelt es sich um falsche Schuldgefühle, wie es bei Depressionen oft der Fall ist, dann muß der Betreffende über die Gnade und Barmherzigkeit Gottes unterrichtet werden. Wie bereits gesagt, empfinden viele zwanghafte Menschen falsche Schuldgefühle. Ein großer Teil dieser Gefühle kann behoben werden, indem die Betreffenden einfach Einsicht in ihre Persönlichkeit gewinnen. Auch das Auswendiglernen von Versen wie Klagelieder 3,21–23 kann eine große Hilfe sein.

23. *Verändern Sie Ihre Umgebung.*

Menschen können sich von Depressionen erholen, indem sie entweder lernen, Belastungen innerlich zu verarbeiten, oder die Belastungen durch Veränderung ihrer Umgebung erleichtern. Wenngleich wir viel Zeit darauf verwenden, Menschen neue Wege zu zeigen, wie sie mit Belastungen umgehen können, ermutigen wir sie gleichzeitig, alles in ihrer Macht Stehende zu tun, um äußere Belastungen zu verändern und zu erleichtern. Vielleicht ist ihre Depression teilweise darauf zurückzuführen, daß sie zu hart arbeiten, und sie können die Intensität der äußeren Belastungen reduzieren, indem sie ihre Arbeitszeit reduzieren. Vielleicht beruht ihre Depression auf einer Sünde, die sie begehen; dann können sie die äußere Belastung abbauen, indem sie ihr falsches Verhalten aufgeben. Es gibt vieles, was ein Mensch dazu beitragen kann, äußere Belastungen abzubauen und somit seine Depressionen erheblich zu lindern.

24. *Reagieren Sie überlegt, nicht heftig.*

Viele depressive Menschen reagieren sehr heftig, wenn belastende Situationen entstehen. Sie können dann übermäßig aggressiv werden und einen anderen Menschen angreifen. Später tut ihnen das dann leid. Wenn sie lernen, ihre Reaktionen zu beherrschen und überlegt statt heftig zu reagieren, beginnen sie, mit sich selbst und der Art, wie sie der Situation begegnen, zufriedener zu sein.

25. *Steigern Sie Ihr Selbstwertgefühl.*

Menschen, die depressiv sind, haben normalerweise ein extrem niedriges Selbstwertgefühl. Es wird heilsam für sie sein, dieses Selbstwertgefühl zu steigern. Christus hat uns ausgewiesen, unseren Nächsten zu lieben wie uns selbst; diese Aussage beinhaltet, daß ein gesundes Maß an Selbstliebe vorhanden sein sollte. Wir können anderen nur etwas geben, wenn wir eine gesunde Meinung über uns selbst haben. Haben wir eine schlechte Meinung von uns, so wird unsere Konzentration viel zu stark auf uns selbst gerichtet sein.

Viele Christen verwechseln die Sünde des Stolzes mit der gottgefälligen Eigenschaft, sich selbst in gesunder Weise zu lieben. Doch diese beiden (Stolz und Selbstwertgefühl) sind in Wirklichkeit Gegensätze. Je minderwertiger sich ein Mensch fühlt, desto stärker wird er das durch falschen Stolz kompensieren und eine „Ich-bin-besser-als-du"-Haltung anderen gegenüber aufbauen. Damit versucht er nur seine eigenen Minderwertigkeitsgefühle zu überdecken.

Wie können wir unser Selbstbild korrigieren? Dazu gibt es im Grunde drei Wege. Der erste besteht darin, in unserer Beziehung zu Christus zu wachsen. Zweitens sollten wir in unserer Beziehung zu anderen Menschen wachsen. Und drittens sollten wir uns realistische Ziele setzen und auf diese Ziele hinarbeiten.

Erstens werden wir ein besseres Selbstbild aufbauen, wenn wir in unserer Beziehung zu Christus wachsen. Wir tun dann Dinge, von denen wir wissen, daß sie wichtig sind. So helfen wir mit, unseren Sinn von innen heraus durch den Geist Christi zu verändern. Nichts könnte uns zu einem gesünderen Selbstbild verhelfen! Wir gewinnen dabei nicht nur Einsichten in uns selbst, sondern uns steht auch eine Kraft zur Verfügung, die uns hilft, uns zu verändern, wo es nötig ist.[6] In Christus zu wachsen ist die wichtigste Maßnahme, um an unserem Selbstbild zu arbeiten.

Der zweite Weg, unser Selbstwertgefühl zu heben, besteht darin, unsere Beziehungen zu anderen Menschen zu verbessern. Obwohl es nicht ratsam ist, uns von anderen abhängig zu machen, was unser Selbstbild angeht, steckt dies doch bis zu einem gewissen Grade in uns allen, und es ist auch gesund. Die meisten von uns beurteilen ihr Verhalten zu einem gewissen

Teil danach, wie sie mit anderen auskommen und welche Rückmeldungen sie von anderen erhalten. In dem Maße, in dem wir fähig werden, tiefere Beziehungen zu anderen aufzubauen, wird sich auch unser Selbstbild verbessern. Wir alle brauchen die Liebe mindestens eines anderen Menschen. Das ist grundlegend und von äußerster Wichtigkeit für unser Selbstbild. Ja, ein Mangel an dieser Liebe ist eines der zentralen Kernprobleme bei vielen emotionalen Störungen.

Ein dritter wichtiger Weg, um unser Selbstbild zu verbessern, besteht darin, uns realistische Ziele zu setzen und diese Ziele zu erreichen. Indem wir uns realistische Ziele setzen und sie verwirklichen, können wir uns selbst bestätigen, daß wir wichtig sind.

26. *Gehen Sie die Depression auf allen Ebenen an.*

Ein weiterer Weg, um mit Depressionen fertig zu werden, besteht darin, sie auf der geistlichen, psychologischen oder körperlichen Ebene anzugehen, je nachdem, welcher Aspekt am stärksten beteiligt ist. Jede dieser Ebenen läßt sich in bestimmte Kategorien unterteilen; indem man die jeweiligen Probleme ihrer Kategorie zuweist, ist man in der Lage, die Probleme in den Griff zu bekommen. Es folgt eine Liste von Behandlungsmaßnahmen für geistliche, psychische und körperliche Probleme, wie sie in dem Buch „Christliche Psychiatrie" dargestellt sind.[7] Diese Liste umreißt Schritt für Schritt, wie man mit vier Ursachen geistlicher Depressionen und mehreren Ursachen psychischer und körperlicher Depressionen fertig werden kann.

Geistliche Probleme (siehe 1. Thessalonicher 5,14)

▷ Keine Beziehung zu Christus (siehe Römer 1,16).
- Fragen Sie den Ratsuchenden im Laufe der Beratung (nachdem eine Beziehung aufgebaut wurde) nach seinem religiösen Hintergrund.
- Teilen Sie ihm das Evangelium mit.

- Schreiben Sie ihm Bibelstellen über die Erlösung auf (siehe Johannes 1,12; Römer 3,23; 6, 23).
- Drücken Sie sich einfach aus.
- Geben Sie dem Ratsuchenden die Gelegenheit, Christus anzunehmen.

▷ Kein Wachstum in Christus (siehe 1. Petrus 2,2).
- Führen Sie mit dem Ratsuchenden eine Reihe von Bibelarbeiten über Jüngerschaft durch. Dieses Bibelstudium sollte sich auf die Grundlagen des christlichen Lebens konzentrieren (Gottes Wort, Gebet, geistliche Gemeinschaft und persönliches Zeugnis). Helfen Sie dem Ratsuchenden, in jedem dieser Bereiche eine solide Grundlage zu legen und so ein ausgewogenes (gesundes, reifes) christliches Leben zu beginnen.
- Lassen Sie den Ratsuchenden drei Bibelverse in der Woche auswendig lernen.
- Helfen Sie dem Ratsuchenden, sich einen bestimmten Plan zurechtzulegen, um regelmäßig Stille Zeit zu halten.
- Helfen Sie dem Ratsuchenden, sich einer Gemeinde anzuschließen. Um ihn noch weiter zu unterstützen, helfen Sie ihm auch, Zugang zu einer kleineren Gruppe innerhalb der Gemeinde zu finden.

▷ Eine bestimmte Sünde (siehe 2. Thessalonicher 3,5).
- Hören Sie dem Ratsuchenden zu und bauen Sie eine Beziehung zu ihm auf.
- Konfrontieren Sie den Ratsuchenden mit seiner Sünde.
- Bitten Sie ihn darum, sich für eine Woche (bis zum nächsten Termin) zu verpflichten, die Sünde zu meiden.
- Lassen Sie den Ratsuchenden bis zum nächsten Termin ein kurzes Bibelstudium (ungefähr eine Seite) über den Problembereich ausarbeiten. Legen Sie den Schwerpunkt auf die persönliche Anwendung.
- Bitten Sie den Ratsuchenden, pro Woche drei Verse, die sein Problem behandeln, auswendig zu lernen.
- Helfen Sie dem Ratsuchenden, sich Mitchristen in einer

Gemeinde oder einer anderen christlichen Gruppe anzuschließen, damit er Unterstützung und Kraft bekommt, die Versuchung zu überwinden.

- Bitten Sie den Ratsuchenden, täglich eine Stille Zeit zu halten.

▷ Dämonische Einflüsse (dämonische Besessenheit oder dämonische Belastung).

- Vermitteln Sie dem Ratsuchenden die Gedanken aus Epheser 6.
- Weisen Sie ihn darauf hin, daß Satan seine Schwächen und die besonderen Versuchungen kennt, für die er anfällig ist.

Psychische Probleme

▷ Psychosomatische Probleme (Magengeschwür, Dickdarmentzündung, Bluthochdruck usw.)

- Weisen Sie den Ratsuchenden auf die geistlichen und psychologischen Aspekte seines Problems hin.
- Schicken Sie ihn zur Behandlung des körperlichen Leidens zum zuständigen Arzt.
- Wenn erforderlich, arbeiten Sie, was den psychologischen Aspekt angeht, mit einem anderen Fachmann zusammen.

▷ Persönlichkeitsmerkmale/Persönlichkeitsstörungen

- Erkennen Sie die Persönlichkeitsmerkmale, und variieren Sie Ihren Beratungsansatz entsprechend. Zum Beispiel sollten Sie bei einem Menschen mit hysterischen Zügen nicht genauso vorgehen wie bei einem Menschen, der an Depressionen leidet.
- *Hören Sie mitfühlend zu,* wenn der Ratsuchende von seinem Problem, seiner bisherigen Geschichte und seinen Gefühlen erzählt.
- Erklären Sie dem Ratsuchenden die Stärken und potentiellen Schwächen seiner Persönlichkeit. Helfen Sie ihm, *Einsichten zu gewinnen.*

- Helfen Sie dem Ratsuchenden, einen speziellen *Aktionsplan* zu formulieren, damit er mit seinem Problem fertig werden kann.
- Wenn nötig, arbeiten sie mit einem anderen Fachmann zusammen, der in Psychologie oder Psychiatrie ausgebildet ist.

▷ Neurose (eine biologische und soziale Schädigung).
- Erkennen Sie, um welche Art von Neurose es sich handelt, und wählen Sie einen entsprechenden Ansatz.
- *Hören Sie mitfühlend zu,* wenn der Ratsuchende von seinem Problem, seiner bisherigen Geschichte und seinen Gefühlen erzählt.
- Erklären Sie dem Ratsuchenden, was er tut und was mit ihm geschieht. Helfen Sie ihm, *Einsichten* zu gewinnen.
- Helfen Sie dem Ratsuchenden, einen speziellen *Aktionsplan* zu formulieren, damit er mit seinem Problem fertig werden kann.
- Wenn nötig, arbeiten Sie mit einem anderen Fachmann zusammen, der in Psychologie oder Psychiatrie ausgebildet ist. Das kann dann notwendig sein, wenn eine Selbstmorddrohung oder Morddrohung vorliegt. Es wird auch immer dann nötig sein, wenn der Berater erkennt, daß das Problem seine Fähigkeiten übersteigt. Sollten Medikamente notwendig sein, wenden Sie sich an einen Psychiater. Wenn psychologische Tests durchgeführt werden müssen, wenden Sie sich an einen Psychologen. Natürlich können beide den Ratsuchenden auch behandeln.

▷ Psychose (Verlust des Kontaktes zur Realität).
- Arbeiten Sie mit einem anderen Fachmann (einem Arzt, Psychiater oder Psychologen) zusammen.
- Da bei Psychosen normalerweise chemische Veränderungen im Gehirn vorliegen, sind Medikamente nötig. Daher sollten Sie sich an einen Psychiater wenden.

Körperliche Probleme

Natürlich sollten bei körperlichen Problemen der Arzt oder Psychiater zu Rate gezogen werden; doch da geistliche und psychische Faktoren dabei ebenfalls eine Rolle spielen können, möchte der Seelsorger vielleicht mit dem Arzt zusammenarbeiten. Der Pastor oder Laie sollte besonders auf die folgenden körperlichen Probleme achten, die oft mit psychischen oder geistlichen Problemen verwechselt werden:

- ▷ Hyperkinese (übermäßige Bewegungsaktivität, z. B. bei hyperaktiven Kindern),
- ▷ hoher oder niedriger Blutzuckerspiegel,
- ▷ Schilddrüsenprobleme,
- ▷ organische Alterserscheinungen im Gehirn,
- ▷ biochemische Depression.

27. *Lernen sie zu lachen.*

Wenn Menschen lernen, mehr Humor in ihr Leben zu bringen und mehr zu lachen, kann sich ihr Zustand wirklich bessern. Fast nichts wirkt so entspannend auf uns wie Lachen. Vielen Menschen geht es besser, sobald sie lernen, daß niemand vollkommen ist (nicht einmal sie selbst), und beginnen, über ihre eigenen perfektionistischen Ansprüche oder andere Schwächen zu lachen.

Vielleicht wird über kein Thema so naiv, abwehrend oder vereinfachend geredet wie über Depressionen. Was sind Depressionen? Wie entstehen Depressionen? Wie kann ich sie vermeiden? Wie kann ich sie überwinden, wenn ich bereits unter dieser Not leide? Kann ich das Glück wirklich wählen, oder bin ich ein Opfer der Umstände? Wenn ich mich dafür entscheide, endlich wieder Freude am Leben zu haben, welchen Weg muß ich einschlagen, um das Glück zu erlangen?

Dies sind die Fragen, die dieses Buch beantwortet, und die Antworten sind zahlreich und vielfältig. Es gibt keine einfachen Antworten. Und es gibt keine gemeinsame Ursache aller

Depressionen, wenn auch unterdrückter Zorn die Wurzel der überwiegenden Mehrheit der Depressionen ist. Es gibt auch keine gemeinsame Patentlösung, wenn auch das Vertrauen auf Jesus Christus und auf die Grundsätze des Wortes Gottes die Grundlage aller Lösungen bildet (der bekannten wie der unbekannten). Manchmal mögen die Lösungen sehr komplex erscheinen, aber es gibt sie! Vielleicht wird die Zukunft neue, schnellere Lösungen bringen. Doch auch heute schon lassen sich Depressionen durch die Anwendung der Inhalte dieses Buches behandeln. Ja, Depressionen sind (im Laufe von Wochen oder Monaten) mit Sicherheit heilbar. In der Tat, man kann wieder Freude am Leben bekommen!

Anmerkungen

Teil I

1. Wer bekommt Depressionen?

[1] *The Physician's Handbook on Depression* (Fachbereich Psychiatrie der Universität von Pennsylvania, zusammengestellt von der Science and Medicine Publishing Company, 1977).
[2] „Models of Affective Disorders", *Neuropsychopharmacology,* Nr. 6 der Serie (1977).
[3] W. G. Reese, „The Major Cause of Death", *Texas Medicine* 66 (September 1970).
[4] Philip Solomon und Vernon D. Patch, *Handbook of Psychiatry,* 3. Auflage (Lange Medical Publications, 1974), S. 336.
[5] Shannon und Backus, „Depression", *Journal of the Arkansas Medical Society,* Juli 1973.
[6] Ebenda.
[7] Alfred M. Freedman u. a., *Modern Synopsis of Psychiatry* (Baltimore: Williams and Wilkins, 1972), S. 186–199, 264; Solomon und Patch, *Handbook of Psychiatry,* S. 57–58; Merrill T. Eaton jr. und Margaret H. Peterson, *Psychiatry* (New York: Medical Examination Publishing Co., 1969), S. 168, 199–209; Silvano Arieti u. a. (Hrsg.), *American Handbook of Psychiatry,* 2. Auflage (New York: Basic Books, 1974); Lawrence C. Kolb, *Modern Clinical Psychiatry)* (Philadelphia: W. B. Saunders, 1973), S. 110–114.

2. Die Symptome der Depressionen

[1] Shannon und Backus, „Depression“, *Journal of the Arkansas Medical Society,* Juli 1973.

3. Ist Selbstmord Sünde?

[1] Merrill T. Eaton jr. und Margaret H. Peterson, *Psychiatry* (New York: Medical Examination Publishing Co., 1969); Philip Solomon und Vernon D. Patch, *Handbook of Psychiatry,* 3. Auflage (Lange Medical Publications, 1974), S. 333.

[2] Ebenda.

[3] Ebenda.

[4] Ebenda.

[5] Ebenda.

[6] Ebenda, S. 335.

[7] Ebenda, S. 336.

[8] Ebenda.

[9] Gary R. Collins, *Overcoming Anxiety* (Santa Ana, Kalifornien: Vision House Publishers, 1973); Eaton und Peterson, *Psychiatry.*

[10] Eaton und Peterson, *Psychiatry;* Jerome A. Motto, „Suicidal Patients in Clinical Practice“, Weekly Psychiatry Update Series Nr. 18 (Biomedia, 1977); *Psychiatric Annals,* Bd. 6 Nr. 11 (Nov. 1976 – USV Pharmaceutical MFG. Corp.); George Gilder, „In Defense of Monogamy“, *Commentary,* November 1974, S. 31–36; „Evaluation of Suicidal Patients“, *Psychiatric Digest,* September 1974; „Suicide Notes and Risk of Future Suicide“, *Psychiatric Digest,* Oktober 1974.

Teil II

1. Sind Depressionen erblich?

[1] John M. Davis, *Depression: A Practical Approach* (New York: Medcom, 1974); „Models of Affective Disorders", *Neuropsychopharmacology,* Nr. 6 der Serie (1977); Ronald L. Green, „Genetics of Affective Disorder", Weekly Psychiatry Update Serie Nr. 35 (biomedia, 1977); Alfred M. Freedman u. a., *Modern Synopsis of Psychiatry* (Baltimore: Williams and Wilkins, 1972), S. 25; Philip Solomon und Vernon D. Patch, *Handbook of Psychiatry,* 3. Auflage (Lange Medical Publications, 1974), S. 192; „The Biochemical Basis of Psychopharmacology", Auszüge aus einer Diskussion mit Albert A. Kurland, Psychiatric Research Interview, Depression Notes Nr. 15.

2. Die Wurzeln der Depressionen

[1] Shannon und Backus, „The Psychodynamics of Depression", *Journal of the Arkansas Medical Society,* Dezember 1973; Philip Solomon und Vernon D. Patch, *Handbook of Psychiatry,* 3. Auflage (Lange Medical Publications, 1974), S. 57–62; Alfred M. Freedman u. a., *Modern Synopsis of Psychiatry* (Baltimore: Williams and Wilkins, 1972), S. 253; Otto Fenichel, *The Psychoanalytic Theory of Neurosis* (New York: W.W. Norton, 1945); L. Salzman, *The Obsessive Personality* (New York: Science House, 1968), S. 107–127; Roger A. MacKinnon und Robert Michels, *The Psychiatric Interview in Clinical Practice* (Philadelphia: W. B. Saunders, 1971); Silvano Arieti u. a. (Hrsg.), *American Handbook of Psychiatry,* 2. Auflage (New York: Basic Books, 1974), S. 57–62; Carl P. Malquist, „Childhood Depressions", Weekly Psychiatry Update Series Nr. 36 (Biomedia, 1977); Mer-

rill T. Eaton jr. und Margaret H. Peterson, *Psychiatry* (New York: Medical Examination Publishing Co., 1969); Lawrence C. Kolb, *Modern Clinical Psychiatry* (Philadelphia: W. B. Saunders, 1973), S. 535 – 538.

4. Immer perfekt – immer im Nachteil?

[1] Otto Fenichel, *The Psychoanalytic Theory of Neurosis* (New York: W.W. Norton, 1945); L. Salzman, *The Obsessive Personality* (New York: Science House, 1968), S. 3–14; Roger A. MacKinnon und Robert Michels, *The Psychiatric Interview in Clinical Practice* (Philadelphia: W. B. Saunders, 1971), S. 89 – 97; Alfred M. Freedman u. a., *Modern Synopsis of Psychiatry* (Baltimore: Williams and Wilkins, 1972), S. 208; Philip Solomon und Vernon D. Patch, *Handbook of Psychiatry, 3. Auflage (Lange Medical Publications, 1974)*, S. 234; Merrill T. Eaton jr. und Margaret H. Peterson, *Psychiatry* (New York: Medical Examination Publishing Co., 1969), S. 127–130; Lawrence C. Kolb, *Modern Clinical Psychiatry* (Philadelphia: W. B. Saunders, 1973), S. 91.

[2] *Diagnostic and Statistical Manual of Mental Disorders,* 2. Auflage (Washington, DC: American Psychiatric Association, 1968).

[3] Ebenda.

[4] Paul Adams, „Family Characteristics of Obsessive Children“, *American Journal of Psychiatry* 128 (Mai 1972), S. 1414 –17.

[5] Paul Tournier, *A Doctors Casebook in the Light of the Bible* (New York: Harper and Row, 1960).

[6] O. Quentin Hyder, *The Christian's Handbook of Psychiatry* (Old Tappan, New Jersey: Fleming H. Revell, 1971).

5. Gespielte Depressionen

[1] *Diagnostic and Statistical Manual of Mental Disorders,* 2. Auflage (Washington, DC: American Psychiatric Association, 1968); Roger A. MacKinnon und Robert Michels, *The Psychiatric Interview in Clinical Practice* (Philadelphia: W. B. Saunders, 1971), S. 111–117; Alfred M. Freedman u. a., *Modern Synopsis of Psychiatry* (Baltimore: Williams and Wilkins, 1972), S. 339; Philip Solomon und Vernon D. Patch, *Handbook of Psychiatry,* 3. Auflage (Lange Medical Publications, 1974), S. 218; Eaton und Peterson, *Psychiatry,* S. 130; Lawrence C. Kolb, *Modern Clinical Psychiatry* (Philadelphia: W. B. Saunders, 1973), S. 91, 534.

6. Außergewöhnliche Belastungen als Auslöser

[1] Eugene S. Paykel, „Life Events and Emotional Disturbances“, *Weekly Psychiatry Update* Series Nr. 9 (Biomedia, 1976).

[2] Silvano Arieti u. a. (Hrsg.), *American Handbook of Psychiatry,* 2. Auflage (New York: Basic Books, 1974) S. 294 – 298, 302 – 305; Merrill T. Eaton jr. und Margaret H. Peterson, *Psychiatry* (New York: Medical Examination Publishing Co., 1969), S. 201, 361; Alfred M. Freedman u. a., *Modern Synopsis of Psychiatry* (Baltimore: Williams and Wilkins, 1972), S. 495; Lawrence C. Kolb, *Modern Clinical Psychiatry* (Philadelphia: W. B. Saunders, 1973); Philip Solomon und Vernon D. Patch, *Handbook of Psychiatry,* 3. Auflage (Lange Medical Publications, 1974).

[3] Arieti, *American Handbook of Psychiatry,* S. 302 – 304.

[4] *Diagnostic and Statistical Manual of Mental Disorders,* 2. Auflage (Washington, DC: American Psychiatric Association, 1968).

[5] L. Salzman, *The Obsessive Personality* (New York: Science House, 1968), S. 86 –103.

7. Kräfte, die uns depressiv machen

[1] Marcus A. Krupp und Milton J. Chatton, *Current Diagnosis and Treatment* (Lange Medical Publications, 1973); „Models of Affective Disorders", *Neuropsychopharmacology,* Nr. 6 der Serie (1977).

[2] „Treatment with Psychotropic Drugs", Audio-Digest Foundation, *Psychiatry,* Bd. 4, Nr. 19 (13. Oktober 1975); „Management of Treatment-Resistant Depression", Audio-Digest Foundation, *Psychiatry,* Bd. 5, Nr. 18 (20. September 1976); „Biological Dimensions in Psychiatry", Audio-Digest Foundation, *Psychiatry,* Bd. 6, Nr. 1 (10. Januar 1977); Franklin W. Furlong u. a., „Thyrotropin Releasing Hormone: Differential Antidepressant and Endocrinological Effects", *American Journal of Psychiatry,* 133 (Oktober 1976), S. 1187.

[3] John M. Davis, *Depression: A Practical Approach* (New York: Medcom, 1974); „Models of Affective Disorders"; Steven Secunda, „Clinical Use of the Monamine Oxidase Inhibitors", *Weekly Psychiatry Update* Series Nr. 11 (Biomedia, 1976); Robert O. Friedel und Robert J. Bielski, „Prediction of Response to Antidepressant Medications", *Weekly Psychiatry Update* Series Nr. 12 (Biomedia, 1977); „Depression", *Psychiatric Annals,* Bd. 3, Nr. 2 (Februar 1973); *The Neuropharmacology of Depression* (Cincinatti: Merrell-National Laboratories, 1977); James Maas, „Biogenic Amines an Depression", *Archives of General Psychiatry,* Bd. 32 (November 1975); *Mandates Depression,* (New York: Medcom 1975); Ross J. Baldessarini, *The Basis for Amine Hypotheses in Affective Disorders: A Critical Evaluation* (American Medical Association, 1977); Frank Deleon-Jones u. a.; *Diagnostic Subgroups of Affective Disorders and Their Urinary Excretion of Catecholamine Metabolites* (American Journal of Psychiatry Association, 1975).

[4] „Models of Affective Disorders".

[5] Ebenda.

[6] Shannon und Backus, „The Psychodynamics of Depression“, *Journal of the Arkansas Medical Society,* Dezember 1973.

[7] Ebenda.

[8] *The Physician's Handbook on Depression* (Fachbereich Psychiatrie der Universität von Pennsylvania, zusammengestellt von der Science and Medicine Publishing Company, 1977).

[9] Nachgedruckt aus dem *Comprehensive Textbook of Psychiatry,* hg. von Harold Kaplan, Alfred Freedman und Benjamin J. Saddock, 2. Auflage (Baltimore: Williams and Wilkins, 1975), S. 2400. Copyright 1967 by Pergamon Press, Inc. Nachdruck mit Genehmigung.

[10] Colin Murray Parkes, „Psychological Issues and Change“, *Weekly Psychiatry Update* Series Nr. 33 (Biomedia, 1977).

[11] Carl P. Malquist, „Depression in Children: Recognition“, *Weekly Psychiatry Update* Series Nr. 24 (Biomedia, 1977); ders., „Childhood Depressions“, *Weekly Psychiatry Update* Series Nr. 36 (Biomedia, 1977); James F. Masterson, „The Acting-Out Adolescent“, *Weekly Psychiatry Update* Series Nr. 26 (Biomedia, 1977).

[12] *The Physician's Handbook on Depression;* Aaron T. Beck, *Depression: Causes and Treatment* (Philadelphia: University of Pennsylvania Press; 1975); „Emotional Problems and Psychopharmacology“, Audio-Digest Foundation, *Family Practice,* Bd. 25, Nr. 29 (1. August 1977); „Drug Actions and Interactions“, Audio-Digest Foundation, *Psychiatry,* Bd. 6, Nr. 7 (11. April 1977); Silvano Arieti u. a. (Hrsg.), *American Handbook of Psychiatry,* 2. Auflage (New York: Basic Books, 1974), S. 298; Merrill T. Eaton jr. und Margaret H. Peterson, *Psychiatry* (New York: Medical Examination Publishing Co., 1969), S. 138, 303–313; Alfred M. Freedman u. a., *Modern Synopsis of Psychiatry* (Baltimore: Williams and Wilkins, 1972), S. 189, 197, 282–285; Lawrence C. Kolb, *Modern Clinical Psychiatry* (Philadelphia:

W. B. Saunders, 1973), S. 107–114, 157–187; Philip Solomon und Vernon D. Patch, *Handbook of Psychiatry,* 3. Auflage (Lange Medical Publications, 1974), S. 57– 62.

13 Frank B. Minirth, *Christian Psychiatry* (Old Tappan, New Jersey: Fleming H. Revell, 1977), S. 130 –143.

Teil III

1. Sieben grundlegende Richtlinien für ein glückliches Leben

1 W. Penfield, „Memory Mechanisms", *A. M. A. Archives of Neurology and Psychiatry* 67 (1952), S. 178 –198.

3. Wann helfen Medikamente und stationäre Behandlung?

1 Merrill T. Eaton jr. und Margaret H. Peterson, *Psychiatry* (New York: Medical Examination Publishing Co., 1969), S. 431– 438; Alfred M. Freedman u. a., *Modern Synopsis of Psychiatry* (Baltimore: Williams and Wilkins, 1972), S. 27– 29; Philip Solomon und Vernon D. Patch, *Handbook of Psychiatry,* 3. Auflage (Lange Medical Publications, 1974), S. 451– 461; *The Physician's Handbook on Depression* (Fachbereich Psychiatrie der Universität von Pennsylvania, zusammengestellt von der Science and Medicine Publishing Company, 1977); *Psychiatric Annals,* Bd. 6, Nr. 11 (November 1976 – USV Pharmaceutical Mfg. Corp.); Aaron T. Beck, *Depression: Causes and Treatment* (Philadelphia: University of Pennsylvania Press, 1975); „Treatment with Psychotropic Drugs", Audio-Digest Foundation, *Psychiatry,* Bd. 4, Nr. 19 (13. Oktober 1975); „Management of Treatment-Resistant Depression", Audio-Digest Foundation, *Psychiatry,* Bd. 5, Nr. 18 (20. September 1976); „Biological Dimensions in

Psychiatry", Audio-Digest Foundation, *Psychiatry,* Bd. 6, Nr. 1 (10. Januar 1977); John M. Davis, *Depression: A Practical Approach* (New York: Medcom, 1974); „Models of Affective Disorders", *Neuropsychopharmacology,* Nr. 6 der Serie (1977); Steven Secunda, „Clinical Use of the Monamine Oxidase Inhibitors", *Weekly Psychiatry Update* Series Nr. 11 (Biomedia, 1976); Robert O. Friedel und Robert J. Bielski, „Prediction of Response to Antidepressant Medications", *Weekly Psychiatry Update* Series Nr. 12 (Biomedia, 1977); „Depression", *Psychiatric Annals,* Bd. 3, Nr. 2 (Februar 1973); *The Neuropharmacology of Depression* (Cincinatti: Merrell-National Laboratories, 1977); James W. Maas, „Biogenic Amines and Depression", *Archives of General Psychiatry,* Bd. 32 (November 1975); *Mandates Depression* (New York: Medcom 1975); *Mandates Depression* (New York: Medcom 1975); Ross J. Baldessarini, *The Basis for Amine Hypotheses in Affective Disorders: A Critical Evaluation* (American Medical Association, 1977); Frank Deleon-Jones u. a., *Diagnostic Subgroups of Affective Disorder and Their Urinary Excretion of Catecholamine Metabolites* (American Journal of Psychiatry Association, 1975); „Emotional Problems and Psychopharmacology", Audio-Digest Foundation, *Family Practice,* Bd. 25, Nr. 29 (1. August 1977); Carl P. Malquist, „Childhood Depressions", *Weekly Psychiatry Update* Series Nr. 36 (Biomedia, 1977); William Zung, „The Pharmacology of Disordered Sleep", *Journal of the American Medical Association* 211 (2. März 1970).

4. Wege aus der Sorge

1 Gary R. Collins, *Overcoming Anxiety* (Santa Ana, Kalifornien: Vision House Publishers, 1973).
2 W. E. Vine, *Expository Dictionary of New Testament Words* (Old Tappan, New Jersey: Fleming H. Revell, 1966); Robert

Young, *Young's Analytical Concordance to the Bible* (Grand Rapids: Eerdmans, 1970).

5. Der Weg zu lebenslangem Glück

[1] Kenneth F. Weaver, „The Incredible Universe", *National Geographic* 145 (1974), S. 589 – 625.

[2] Shannon und Backus, „The Psychodynamics of Depression", *Journal of the Arkansas Mecidal Society,* Dezember 1973.

[3] Robert E. Grinder, *Studies in Adolescence: A Book of Readings in Adolescent Development,* 3. Auflage (New York: Macmillan, 1975).

[4] Shannon und Backus, „Depression", *Journal of the Arkansas Medical Society,* Juli 1973.

[5] Ebenda.

[6] Ebenda.

[7] Frank B. Minirth, *Christian Psychiatry* (Old Tappan, New Jersey: Fleming H. Revell, 1977), S. 162 –165.